100种珍本古医籍整理研究集成

伤寒论纲要

〔日〕橘春晖　撰

王惠君　杨澳钰　曾丽蓉　点校

U0868019

中医古籍出版社

Publishing House of Ancient Chinese Medical Books

图书在版编目（CIP）数据

伤寒论纲要 / (日) 橘春晖撰；王惠君，杨澳钰，曾丽蓉点校. -- 北京：中医古籍出版社，2025. 6.
(100 种珍本古医籍整理研究集成 / 曹洪欣，崔蒙主编).
ISBN 978-7-5152-3041-2

Ⅰ. R222.29

中国国家版本馆 CIP 数据核字第 2025DY1761 号

100 种珍本古医籍整理研究集成

伤寒论纲要

〔日〕橘春晖　撰

王惠君　杨澳钰　曾丽蓉　点校

责任编辑　吴　峭
封面设计　艺点锦秀
出版发行　中医古籍出版社
社　　址　北京市东城区东直门内南小街 16 号（100700）
电　　话　010-64089446（总编室）010-64002949（发行部）
网　　址　www.zhongyiguji.com.cn
印　　刷　万卷书坊印刷（天津）有限公司
开　　本　850mm×1168mm　1/32
印　　张　4.25
字　　数　78 千字
版　　次　2025 年 6 月第 1 版　2025 年 6 月第 1 次印刷
书　　号　ISBN 978-7-5152-3041-2
定　　价　38.00 元

国家古籍整理出版
专项经费资助项目

《100种珍本古医籍整理研究集成》专家委员会

主　任　曹洪欣

副主任　崔　蒙　柳长华

委　员　（以姓氏笔画为序）

马继兴　王玉兴　王者悦　王振国

朱建平　伊广谦　刘从明　刘宏岩

刘国正　刘保延　李经纬　邱德文

余瀛鳌　郑金生　孟庆云　黄龙祥

黄璐琦　常　暖　梁　峻　梁菊生

蒋力生　裘　俭　潘桂娟　薛清录

#《100种珍本古医籍整理研究集成》编委会

主　　编　曹洪欣　崔　蒙

副主编　郑　蓉　张　磊　阚湘苓　王惠君

编　　委　（以姓氏笔画为序）

王　娇　刘士芳　李玉波　李志更

杨澳钰　张　涛　张　聪　张向真

张楚楚　苗　苗　英　孝　耿敬一

贾海骅　高利东　郭金赫　葛　政

程　剑　曾丽蓉　解博文　蔡佳丽

《100 种珍本古医籍整理研究集成》
项目工作委员会

主　　任　于林勇

副 主 任　郑　蓉　吴　岘

工作人员　（以姓氏笔画为序）

于　佳　王　梅　王安琪　牛梦静
庄文元　刘　婷　杜杰慧　李　炎
吴　迪　张　威　张　楚　张　磊
张雅娣　陈　娟　陈倩清　赵月华
贾萧荣　郭翠娟

序　一

中医药是中华民族的瑰宝，在我国各族人民长期的生产生活实践和与疾病作斗争中逐步形成并不断丰富发展，为中华民族的繁衍昌盛做出了重要贡献。作为中国特色医药卫生体系的重要组成部分，至今仍在维护人民健康中发挥着独特作用。中医药天地一体、天人合一、天地人和、和而不同的思想基础，整体观、系统论、辨证论治的指导原则，以人为本、大医精诚的核心价值，不仅贯穿于中医药对生命、健康和疾病的认知理论和防病治病、养生康复的临床实践，而且深刻地体现了中华民族的认知方式、价值取向和审美情趣，具有超前性和先进性。随着健康观念变化和医学模式转变，中医药越来越显示出其宝贵价值、独特优势和旺盛的生命力。

中医药古籍作为保存和传播中医药宝贵遗产的知识载体，记载了几千年来医药学家防病治病的临床经验、方药研究成果和医学理论体系，是不可再生的珍贵资源，是中医药学继承、发展、创新的源泉，具有重要的历史、文化和科学价值。但是由于种种原因，中医药古籍的保护、整理与利用状况令人担忧。这些珍贵的典籍有的流失海外，国内已不存；有的尘封闭锁，不为人所知所用；有的由于多年的自然侵蚀和保管条件缺乏而面临绝本的危险。抢救和保护好这些珍贵的历史文化遗产已刻不容缓。

国家十分重视中医药古籍的保护、整理和利用。《国务院关于扶持和促进中医药事业发展的若干意见》明确指出，要做好中医药继承工作，开展中医药古籍普查登记，建立综合信息数据库和珍贵古籍名录，加强整理、出版、研究和利用，为做好中医药古籍保护、整理和利用工作指明了方向。近年来，国家中医药管理局系统组织开展了中医药古籍文献整理研究。中国中医科学院在抢救珍贵的中医药孤本、善本古籍方面开展了大量工作，中医古籍出版社先后影印出版了大型系列古籍丛书、珍本医书、经典名著等，在中医古籍整理研究及出版方面积累了丰富的经验。此次，中医古籍出版社确立“100种珍本古医籍整理研究集成”项目，组织全国权威的中医药文献专家，成立专门的选编工作委员会，多方面充分论证，重点筛选出学术价值、文献价值、版本价值较高的100种亟待抢救的濒危版本进行校勘整理和出版，对于保护中医药古籍，传承祖先医学财富，更好地为中医药临床、科研、教学服务，弘扬中医药文化都具有十分重要的意义。衷心希望中国中医科学院、中医古籍出版社以整理研究高水平、出版质量高标准的要求把这套中医药古籍整理出版好，使之发挥应有的作用。也衷心希望有更多的专家学者能参与到中医药古籍的保护、整理和利用工作中来，共同为推进中医药继承与创新而努力。

中华人民共和国卫生部副部长
国家中医药管理局局长
中华中医药学会会长
王国强

2010年1月6日

序　二

中医药学以临床疗效为基础，在累代实践、认识的观察链条中凝结着珍贵的生命科学知识。这些知识记载在中医药古籍文献中，如震惊世界科技界并获1992年中国十大科技成就奖之一的青蒿素就是受距今1600多年前晋代医家葛洪《肘后备急方》中记载启示研制成功的。因此可以说，中医药学的创新离不开古医籍文献。换句话说，中医药古籍文献是中医药学发展的源头活水。要想很好地发掘利用中医古文献，其前提就是对其进行整理研究。然而，大量古医籍未得到应有的整理和出版，中医古籍中蕴藏的丰富知识财富未得到充分的研究与利用，极大地影响了中医学的继承发展以及特色优势的保持与发挥。为使珍贵中医典籍保存下来，并以广流传，服务于中医临床、科研及教学，中医古籍的整理、研究及出版具有非常意义。

《国务院关于扶持和促进中医药事业发展的若干意见》指出，中医药（民族医药）是我国各族人民在几千年生产生活实践和与疾病作斗争中逐步形成并不断丰富发展的医学科学，为中华民族繁衍昌盛做出了重要贡献，对世界文明进步产生了积极影响。新中国成立特别是改革开放以来，党中央、国务院高度重视中医药工作，中医药事业取得了显著成就。但也要清醒地看到，当前中医药事业发展还面临不少问题，不能适应人民群众日益增长的健康需求。意见明确提出："做好中医药继承工作。开展中医药古籍普查登记，建立综合信息数据库和珍贵古籍名录，加强整理、出版、研究和利用。"

中医古籍出版社承担的"100种珍本古医籍整理研究集成"项目，是集信息收集、文献调查、鉴别研究、编辑出版等多方面工作为一体的系统工程，是中医药继承工作的具体实施。其主要内容是经全国权威的中医文献研究专家充分论证，重点筛选出学术价值、文献价值、版本价值较高的100种亟待抢救的濒危版本、珍稀版本中医古籍以及中医古籍中未经近现代整理排印的有价值的，或者有过流传但未经整理或现在已难以买到的本子，进行研究整理，编成中医古籍丛书或集成，进而出版，使古籍既得到保护、保存，又使其发挥作用。该项目可实现三项功能，即抢救濒危中医古籍，实现文献价值；挖掘中医古籍中的沉寂信息，盘活中医药文献资料，并使其展现时代风貌，实现学术价值；最充分地发挥中医药古代文献中所蕴含的能量，为中医临床、科研及教学服务，实现实用价值。

当前，中医药事业正处在战略发展机遇期，愿"100种珍本古医籍整理研究集成"项目顺利进行，为推动中医药事业持续健康发展、弘扬中华文化做出应有的贡献。

中国中医科学院首席研究员 曹洪欣

2011年3月6日

校注说明

《伤寒论纲要》又名《伤寒论分注》，为日本江户时代儒医橘南溪（春晖）所撰。橘南溪（1753—1805），旧名宫川春晖，字惠风，别号梅仙，是江户时代后期的儒医，擅长古方，精通音律。除了著有《痘疮水镜录》《伤寒论迩言》《伤寒论分注》《伤寒论外传》等医学著作，还著有《国语律吕解》《汉语律吕考》《古律考》等解说音律的著作。1936 年《伤寒论分注》由陈存仁改名为《伤寒论纲要》，并删去书后图示，收录于《皇汉医学丛书》。

1. 本次点校，以早稻田大学图书馆所藏浪华书肆河内屋喜兵卫宽政三年刻本为底本，以京都大学图书馆所藏宽政三年林宗兵卫刻本和宽政七年京都书林蓍屋仪兵卫刻本为校本。

2. 采用现代标点方法，对原书进行重新句读。

3. 原书中的繁体字，均改为规范简化字。

4. 凡底本中因写刻致误的明显错别字，予以径改，俗体字、异体字、古今字，以简化字律齐，不出校。

5. 因改为简体横排，原书中“右”“左”表示前后者，径改为“上”“下”。

6. 书中通假字、古今字、中医药专业用语，遵目前习惯语汇改出。

7. 保留个别日文汉字表述习惯，如“吃逆”“大事”等，出注校记说明。

8. 经考证，《皇汉医学丛书》中的《伤寒论纲要》存在凡例、图示不全的情况，本次校注将凡例、图示一并补充完整。

校注者

目　　录

伤寒论分注

伤寒论分注

伊　势　橘春晖　述

凡　例

凡此注，所发挥则据明证，所释解则求稳当，以明本论之意，为志不毫臆鉴也。

本论用字极精细，若“荣卫、阴阳、表里、内外、虚实、强弱、中伤、合并”等，各有其别意，义自异；又持法极严整，里不先于表，小不兼大，字同者必一义，文略者必有所本；又属文极简约，有伏乎前者，有省乎后者，全篇相照而义始著明。令余作注，亦效此法。

本论篇次用连环法，章章相承，意义互发。虽间有后人搀入之章，多是解本论者，令不敢为删削，一从原文。

“三阴三阳、荣卫三焦”等，后世鲜适知其所谓何物也。若篇中诸论亦不了此义，则其意虽通达，令此注虽说之，犹恐他门学者或有难卒晓者，余别有著作，有志者省之。

本论水药称量，诸注家鲜有得古义者。此注本当辨拆，然恐其简册浩多，故略而让余所著《古律考》。

文字多草略，“薑”作“姜”，“棗”作“枣”之类，不可枚举。皆是书手省劳之所为，非别有它意也。

卷末所载之图，分表里，又加细点、细线以示躯壳脏腑，以三焦通气，及正邪相代之状，但图画仿佛，览者须以意逆理。

宽政三年辛亥孟夏日

南溪春晖识 南宪篁干书

辨太阳病脉证并治法上第五

阳气实人，偶感风寒，其邪气在表者，名曰太阳病。

太阳之为病，脉浮邪气在表，阳气在里，则使脉浮，头项强痛表有邪气，阳气不得宣布，乃升头项，而头亦已有邪气，故相迫作痛也。项于身体，为最狭隘处，阳气易充塞，故作强也而恶寒邪气围表，阳气不布，因恶寒。此本阳证，故插“而”字，以示非少阴本分之恶寒也。此章为太阳之纲也。阳气实人感风寒，其邪在表，则必见此脉证。通卷称太阳病者，皆含蓄此一章。

太阳病，发热阳气渐积，成热而发，汗出邪气在肌肤，阳气不能卫护腠理，故汗出，恶风脉缓者邪气本薄，阳气怫郁不甚，脉是以不急，名为中风“中”者，至也。风寒邪从外而内，至胃而止，犹矢之至的也。风曰中者，风邪本薄，力不足入胃，故以太阳为中。其风寒异言者，为示邪之厚薄耳。通卷称中风者，皆含蓄此一章。

太阳病，或已发热阳气盛实，成热速，能即发热，或未发热虽阳气积，而邪气厚，故不能即发热，必恶寒邪气在表，则不论阳气之虚实、邪气之厚薄，皆先恶寒，所以热曰“已”“未”、寒曰“必”也。不风觉寒者，邪厚也，体痛邪厚故不独头项狭隘处，虽身体广阔处，亦气血不易行，呕逆阳气不能四布，一由胃管，脉阴阳脉之为实，“阴血”也；使之鼓动者，“阳气”也。阴阳相得，脉乃行。本论所称脉之阴阳者，盖指阴血与阳气也，俱紧者邪厚，气血俱所束，名曰伤寒“伤”者，损也。风寒邪从外而内，至胃而止，邪之所历，必伤损。寒曰“伤”者，寒邪本厚，法当入胃，故太阳曰“伤”，至阳明而后为“中”。此二章为目也，而以别邪之厚薄。通卷称伤寒者，皆含蓄此一章。

伤寒一日，太阳受之此等说，颇与本论违，疑后人误解也。论中间有之，然玉石自有别，不必随章辨正，脉若静者，为不传；颇欲吐，若烦燥，脉数急者，为传也。

伤寒二三日，阳明、少阳证不见者，为不传也。

太阳病，发热而渴，不恶寒者，为温病温病元见证如此矣。然是温病，故姑舍不论。若兼中风，则见脉阴阳以下证，是太阳中风，而不可汗之，又不可下之。火之者何也？盖太阳与少阳之合病，治从少阳法也。虽俱是风寒邪，而不可汗、下，况于其兼温者乎。若发汗已，身灼热者桂枝、麻黄虽能除表邪，而其辛温又触动温邪，名曰风温中风兼温病者。风温为病，脉阴阳俱浮“阳脉浮”，以中风；“阴脉浮”，以温邪，自汗出中风证，身重温邪在深，诸筋为不利，多眠睡太表三焦各有邪，故阳气闭藏，神难应外，鼻息必鼾邪气外塞，阳气内满，呼吸之气，溢于畜门①，语言难出口筋亦不利。若被下者，小便不利阳气虚，其力不足胜邪推膀胱，直视津液虚，邪乘之，心下逼迫，眼系因急，失溲膀胱失卫护。若被火者火攻，取汗过多，微发黄色，剧“微”“剧”反对②，

① 畜门：古代解剖部位名称。即鼻孔。

② 反对：日语汉字词。“反义词”之意。

则如惊痫火热煎耗心血，故神不得安舍，时瘛疭燥及筋络，阳气偏行。若火熏之黄色益甚，似火熏之。一逆尚引日，再逆促命期。

病单称病者，通三阳三阴之辞，有发热阳实人有邪，则阳积而成，热能自发恶寒者，发于阳也所谓阳病；无热阳虚人虽有邪，而阳不足成热，恶寒者，发于阴也所谓阴病。发于阳者，七日愈；发于阴者，六日愈。以阳数七，阴数六故也“阴也”之下二十三字，盖后人误解本论之文。

太阳病，头痛太阳经络头，故后人独举头痛，至七日已上自愈者，以行其经尽故也。若欲作再经者，针足阳明，使经不传则愈。

太阳病，欲解时，从巳至未上论“解时”六篇皆有之，亦是后人手。

风家表解而不了了者，十二日愈。

病人疑似之证，穷其理，而属之于本篇者，皆称病人身大热，反欲得近衣者，热在皮肤，寒在骨髓也。身大寒，反不欲近衣者，寒在皮肤，热在骨髓也。

太阳中风，阳浮而阴弱邪围气分，阳气激怒，其脉乃浮强，邪不及血分，经血善行，其脉乃缓弱，盖弱非虚弱之谓也。但此阳脉带邪者，自见有强弱之差，阳浮者，热自发“浮”，以知阳实于里，阴弱者，汗自出“弱”，以知邪不束血分。啬啬恶寒，淅淅恶风，翕翕发热，鼻鸣呼吸触涕洟，以作声干呕者，桂枝汤主之“主”，君主也，已君主此脉证，则制治之任在此方，而非它方所知。

桂枝汤方桂枝推阳，芍药引阴，甘草生津液，此方芍药配桂枝，聚津液于表，以供與邪而出于外之用，又大枣、生姜调药汁，称口腹以安胃气。盖二味专取味，不责功，诸方皆此例。

桂枝三两　芍药三两　甘草二两　生姜三两　大枣十二枚

上五味，㕮咀，以水七升，微火煮取三升，去滓，适寒温，服一升。服已，须臾啜热稀粥一升余，以助药力。温覆令一时许，遍身漐漐汗微，未至濈然者曰“漐漐”，微似有汗者益佳，不可令如水流漓，病必不除阳气充表，寒邪乃去，若服法太急，则汗出如水流漓，腠理开疏，阳气不得充实于表，病必不除。若一服汗出病差，停后服，不必尽剂。若不汗，更服依前法。又不汗，后服小促役其间。半日许，令三服尽误以为病轻，而服一升，不汗者，再三服至如此。若初知病重，则尽一剂，而问差否。若病重者，一日一夜服，周时观之虽桂枝汤，亦古人慎之，犹今人用峻药。服一剂尽，病证犹在者，更作服。若汗不出者，乃服至二三剂。禁生冷、粘滑、肉面、五辛、酒酪、臭恶等物恐制药力。

太阳病，头痛发热，汗出恶风者，桂枝汤主之此章举桂枝汤主证，以总括前章，通卷方后之章多用此例。

太阳病，项背强几几葛根汤证，反汗出恶风者桂枝汤证，各于本条下注之，桂枝加葛根汤主之。

太阳病，下之后，其气上冲者表证被下，里阳益不能四布，因上冲，是误下后，邪犹围表故也，可与虽似非主证，然某药犹足治某病者曰“可”；或疑似之际，或变化之后，推穷病所因，则某药所当任而不可他药者，曰“与”。此等皆用字之常例，通卷多各字本义外依例建义者，读者毋漫看过桂枝汤方虽见他证，而但是误下，虚阳所致，若其邪犹在本位，用前法。若不上冲者邪去本位，不可与之里虚邪因入，则非桂枝汤所能。

太阳病三日太阳日数，已发汗，若吐若下若温针，仍不解者，此为坏病，桂枝不中与也。观其脉证，知犯何逆，随证治之用栀子豉汤、干姜附子汤、四逆汤之类是也。

桂枝本为解肌，若其人其病当无其证，而有之者，皆必加“其人”二字以连属上下文脉脉浮紧，发热汗不出者，不可与也。常须识此，勿令误也邪进及血分者，若犹用桂枝汤，则不惟病不除，其热必益甚。

若酒客病，不可与桂枝汤，得汤则呕，以酒客不喜甘故也凡病不重者，不强与不称口腹之方，本论之法为然矣。

喘家“家”谓固有喘疾之人，作桂枝汤，加厚朴杏子佳药汁不安于胃，则不得陈力，故加二味兼治喘。

凡服桂枝汤吐者，其后必吐脓血也经络有滞瘀之人，当服行气顺血、疏通开散等之药者，而偶感风寒，故服桂枝汤而推阳，则前塞后推，不得不吐，又其辛温，遂至酿成脓血。

太阳病发汗，遂漏不止。其人恶风从表而取，故恶风，小便难津液虚，阳气不及筋，故膀胱开阖亦不得自由，尿困难通利，四肢微急，难以屈伸者，桂枝加附子汤主之助表阳以引津液。

太阳病，下之后，脉促里阴顿虚，阳气犹拒邪于表，则其脉见浮数中，时一止，胸满者里阳失所依，欲出表，而表犹有邪，故满胸，桂枝去芍药汤主之误下后胃气易动，若用芍药，则恐津液先聚于里，而更下利。若微恶寒者从里而虚，故恶寒，去芍药方中加附子汤主之。

太阳病，得之八九日中风八九日，法当愈，亦当罢劳，如疟状邪近于里，发热恶寒，热多寒少阳复邪衰，其人不呕不转入少阳，清便欲自可里亦和，一日二三度发邪渐衰，阳渐复，脉微缓者虽邪已除，而其人亦罢劳，为欲愈也。脉微而恶寒者已无表邪脉，而恶寒者虚也，此阴阳俱虚，不可更发汗、更下、更吐也。面色反有热色者，未欲解也中风八九日，法当愈，而反有热色者，以其不能得小汗出，身必痒初发汗，汗出不彻，宜虽非主方，而从时宜，借以治之者，曰“宜”桂枝麻黄各半汤病本虽非伤寒，而经日久，故借麻黄以疏腠理。

太阳病，初服桂枝汤，反烦阳气重故也不解者本证犹存，先刺风池、风府二穴俱在头项，刺之泻阳气所聚，却与桂枝汤则愈。

服桂枝汤，大汗出不得服法，脉洪大者津液徒亡，邪气渐进，经脉阳溢，故使脉洪大，与桂枝汤如前法。若形如疟，日再发者因虚邪入深，汗出必解疑清解，故插此句，宜桂枝二麻黄一汤此章①比八九日章，其邪较深矣。而至用药，则反歉麻黄，是彼不能得小汗，此大汗出，自有虚实分。

服桂枝汤，大汗出后，大烦渴津液徒亡，阳气不得达表，胃中亦为热不解，脉洪大者，白虎加人参汤主之阴虚阳实，甚于前章，故以白虎杀其热，以人参滋其阴，阴阳得相

---

① 章：意指“句”。后同，不另注。

和，而发越则邪亦解。

太阳病，发热恶寒，热多寒少此章与八九日章相发，热多寒少，彼阳渐复邪渐衰，此邪渐入阳渐出，证同因异，脉微弱者，此无阳也是脉当“洪大”，而反见“微弱”者，以阳气微故也。不书“亡阳”者，此人不因发汗，而自然者故也。不可发汗中风邪深者，前章皆借麻黄以发汗，故有此戒，宜桂枝二越婢一汤方邪系太阳，所以主用桂枝也。邪深一等，欲合用麻黄，然无阳人，汗出恐更表虚。今合越婢汤者，以其方中有石膏，虽麻黄浮越性，不至敢伤表也。

桂枝二越婢一汤方外台“婢”作“脾”，今从之。凡麻黄配桂枝，则疏开表分腠理；配石膏，则疏开里分腠理。今越婢汤，则以麻黄配石膏，盖是所以发越脾气之方也。

桂枝、芍药、甘草各十八铢　生姜一两三钱　大枣四枚　麻黄十八铢　石膏二十四铢

上七味，㕮咀，以五升水煮麻黄一二沸，去上沫，内诸药，煮取二升，去滓，温服一升。本方当裁为越婢汤、桂枝汤，合饮一升，今合为一方，桂枝二越婢一。

服桂枝汤葛根汤症，而微兼水者也。若误用桂枝汤，则邪不解，反令里阳戴水升，乃与误下后畜水者同治法，或下之，仍头项强痛，翕翕发热，无汗葛根汤症，心下满阳气戴水，微痛阳气触水，小便不利者以小便利、不利，卜二症因水否，桂枝去桂加茯苓白术汤主之仍桂枝所主，故不削桂枝之名，然姑去桂枝者，桂枝善推里阳，今若使里阳戴水升，则必增心下满微痛症，故去桂枝。但反独不去芍药者，欲聚津液于里而令阳气内守也。若其邪则水饮去，而后治之。

伤寒此本伤寒，经日久，施治数，正邪俱衰，其证似中风，而又有虚候者也。前数章皆桂枝主证，此章独伤寒，然其治已属桂枝，故篇次于此。通卷章章连环成义，不独此章为然，学者若能寻篇次之意，思过半矣，脉浮“浮”，邪仍在表也；“紧”，去邪已衰也，自汗出，小便数皆卫气虚也，心烦虚烦，微恶寒阳气虚，脚挛急津液虚，反与桂枝汤欲攻其表，此误也桂枝加附子汤证，误与桂枝汤，得之便厥表虚人，若得桂枝汤，而汗出阳亡，则益虚而厥。咽中干津液益虚，烦躁，吐逆者“烦甚”是表里俱干燥也，“吐逆”，里阳一冲咽而升也，作甘草干姜汤与之，以复其阳凡表里俱虚者，先救里法也。若厥愈足温者，更作芍药甘草汤与之救阴，其脚即伸。若胃气不和，谵语者胃中一燥，已结燥屎，则阴阳虽始复，而不得即和也。其“谵语”者，有燥屎，故阳气不得还胃中，溢胸成热，而沸腾心血，神乃不得正也。于是此汤下燥屎，则阳气得还胃中，胸中热平，谵语乃止，少与调胃承气汤。若重发汗，复加烧针者，四逆汤主之与桂枝汤，见诸证加，尚不觉是从虚来，误以为病进，而后与麻黄汤，或加烧针，遂大虚致危者，非甘草干姜汤所能救，故加附子。

甘草干姜汤方甘草救阴，干姜助阳。

甘草四两　干姜二两

上㕮咀，以水三升，煮取一升五合，去滓，分温再服。

芍药甘草汤方

白芍药四两　甘草四两

上二味，㕮咀，以水三升，煮取一升半，去滓，分温再服。

调胃承气汤方大黄利大便，芒硝碎燥结，甘草护胃。凡邪气除后，肠胃干燥，津液未复者，以此汤下肠胃焦热余烬，是所以名“调胃”也。

大黄四两　甘草二两　芒硝半斤

上三味，㕮咀，以水三升，煮取一升，去滓，内芒硝，更上火，微煮令沸，少少温服数数少服，曰“少少”。

四逆汤方

甘草二两　干姜一两半　附子一枚

上三味，㕮咀，以水三升，煮取一升二合，去滓，分温再服。强人可大附子一枚、干姜三两。

问曰设问答者，皆后人解本论之文：证象阳旦，按法治之法即本论法而增剧象，厥逆，咽中干，两胫拘急而谵语，师曰言夜半手足当温，两脚当伸，后如师言，何以知此？答曰：寸口脉浮而大，浮则为风伤寒邪渐衰，为中风邪，大则为虚以发汗过多，故津液干燥，里阳偏依经脉，风则生微热，虚则两胫挛，病证象桂枝，因加附子参其间，增桂令汗出，附子温经，亡阳故也亡阳人，余邪微存者，当以桂枝加附子汤，参桂枝加桂汤间，而治之也。若前章所论，医误用桂枝汤，重取汗，则虽余邪尽除，而正气大虚，卒致厥逆、咽中干、烦躁、吐逆等证，如此则不得不用甘草干姜汤以下诸方。厥逆，咽中干，烦躁，阳明内结，谵语烦乱，更饮甘草干姜汤。夜半阳气还，两足当热，胫尚微拘急，重与芍药甘草汤，尔乃胫伸。以承气汤微溏，则止其谵语，故知病可愈。

辨太阳病脉证并治中第六

上篇论轻症，中篇论重症，下篇论变症，此三篇之大意也。阳明以下皆止一篇者，邪不重，则不能转属阳明故也。其轻亦间有转者，以或渐虚或误治，故引而致之也，非能自转焉，故阳明本分，有中寒而无中风。

太阳病，项背强几几项强颈不强，是邪易入于阳气所背，而难入于所向也。犹恶寒者必先背，恶热者必先胸，是阳气有向背故也，无汗恶风“无汗”之下，若不插“而”字，直曰“恶寒”，则疑少阴，故无汗者，反曰“恶风”，有汗者，反曰“恶寒”，而明三阳之恶风、恶寒皆因邪而作，葛根汤主之。

葛根汤方以葛根之凉，镇压桂麻，则桂麻因能通上焦。

葛根四两　麻黄三两　桂二两　芍药二两　甘草二两　生姜三两　大枣十二枚

上七味，㕮咀，以水一斗，先煮麻黄葛根减二升。去沫，内诸药，煮取三升，去滓，温服一升。覆取微似汗，不须啜粥，余如桂枝法将息“将”，行也；“息”，休也及禁忌葛根汤、麻黄汤、大青龙汤，以葛根、杏仁、石膏三物，各配桂麻，以镇压其浮越性，令其能到各处，而除其邪焉。盖客邪有浅深之差，则配药有轻重之别。论中诸方，往往然矣。葛根一味，非曰具治项背强之性也。

太阳与阳明合病者，必自下利表里有邪气，阳气无处于伸，故别取路于大肠，葛根汤主之“病”下有“者”字，“利”下无“者”字，乃知此“太阳与阳明合病”之正症也，葛根汤并发二阳邪。

太阳与阳明合病，不下利但呕者此加“者”字，前章之意益分明，葛根加半夏汤主之。

葛根加半夏汤方“呕”妨服药，不似“下利”无妨也，是以姑加半夏止呕。

葛根四两　麻黄三两　生姜三两　甘草二两　芍药二两　桂枝二两　大枣十二枚　半夏半升

上八味，以水一斗，先煮葛根、麻黄减二升，去白沫，内诸药，煮取三升，去滓，温服一升，覆取微似汗。

太阳病，桂枝证若麻黄症，则其变必不止此，医反下之，利遂不止以下二法，脉促者，表未解也此则桂枝去芍药汤之症也。喘邪虽薄而入深及胃，故里面腠理闭塞，气息难流利，遂至喘而汗出者虽至于喘，而荣气反和者，邪元薄已过血分故也，葛根黄连黄芩汤主之此章“下之后”，利遂不止而变者，是盖与“病发于阴反下之，因作痞”者，其理相近，故本泻心汤而立方。

葛根黄连黄芩汤方芩、连苦寒之性，泻心下，令阳气达于中焦。葛根性凉，微压胸中上冲之阳气，令其达于上焦。甘草和胃生津。下后邪进而热气不能弥漫身体者，则用麻黄杏仁甘草石膏汤。

葛根半斤　甘草二两　黄芩二两　黄连三两

上四味，以水八升，先煮葛根减二升，内诸药，煮取二升，去滓，分温再服。

太阳病，头痛头项强痛，略折，发热，身疼腰痛，骨节疼痛体痛详陈，恶风无汗邪厚，故血分亦为邪所束而喘者表邪厚，阳郁甚，津液为稠粘，故里面腠理闭塞，气息难利，麻黄汤主之。

麻黄汤方杏仁镇压，麻黄令其四达。

麻黄三两　桂枝二两　甘草二两　杏仁七十个

上四味，以水九升，先煮麻黄减二升。去上沫，内诸药，煮取二升半，去滓，温服八合。覆取微似汗，不须啜粥，余如桂枝法将息。

太阳与阳明合病，喘理同麻黄汤喘而胸满者邪实于里，里阳欲出于胸而违于表，而今表亦有邪，故不能出而胸满，不可下若下之则表邪入里，宜麻黄汤麻黄汤并发二阳邪主之合病用太阳之药，故曰“宜”，是伤寒之邪，故曰“主之”。

太阳病十日以去以经日久，其邪有渐衰者，或有渐进及少阳者，或有犹在太阳者，脉浮细“紧”去为“细”者，血分之邪已解，而但见虚也。其“浮”者，重病之后，余焰未尽灭也。盖是微浮不足言，然特举之者，为示不转阳明少阴耳而嗜卧者以经日久，劳倦也，外已解也内虚未复，故唯曰“外邪已解”。设胸满胁痛者邪渐进，而塞上二焦，故里阳郁于胸及胁，与小柴胡汤。脉但浮者，与麻黄汤脉浮细者，外已解也。脉弦细者，属少阳也。若脉但浮而不带细，且太阳之症过十日犹不罢者，虽后，亦与麻黄汤。

太阳中风，脉浮紧，发热恶寒，身疼痛，不汗出以经日久，邪气渐进渐加，故脉症俱似伤寒而烦躁者初自汗出，津液虚，且邪气渐进，故里阳益郁，而作烦。烦之甚，手足亦不能安静，大青龙汤主之。若脉微弱桂枝二越婢一汤，汗出恶风者虚兼邪，不可服。服之则厥逆阳气益虚，筋惕肉瞤津液益虚，此为逆也。

大青龙汤方倍麻黄者，以表发途远也。发表方中，更加石膏者，以用麻黄多，且其邪深，里阳窘穷甚故也。四神名义，麻黄青，大枣朱，石膏白，附子玄，各取于四方之色。

麻黄六两　桂枝二两　甘草二两　杏仁四十个　生姜三两　大枣十二枚　石膏如鸡子大

上七味，以水九升，先煮麻黄减二升，去上沫，内诸药，煮取三升，去滓，温服一升，取微似汗。汗出多者，温粉粉之“温粉”，米粉也。后世方书载温粉方，恐非张氏书。一服汗者，停后服，汗多亡阳遂虚，恶风烦躁虚烦不得眠也注干姜附子汤下。

伤寒脉浮缓，身不疼以经日久，邪气渐衰，正气渐复，故脉症俱似中风，但重，乍有轻时邪气微故聚散无常，筋络塞则身重，通则轻，无少阴证者重病经日久，恐其人大虚，况且症似少阴乎。而于其治，则补散霄壤，故深加戒慎，大青龙汤发之表邪虽微，而入已深，故非大力之药，则不能取之于表也。盖邪气未入胃，虽迂而取之于表法也。但方中以有石膏，故疑清解，是以特用“发”字。

伤寒此亦经日久者表不解以干呕、发热知之，心下有水气以咳知之，干呕以津液干燥，里阳难四布，且邪气未解故也，发热未甚虚而咳邪之所在，阳气不行，故水气浸淫，于是津液难生，气道遂干燥，呼吸往来不利，咳因作焉，或渴，或利，或噎，或小便不利，少腹满，或喘者“或”以下，皆水气之见于症者也。方后加减应之，盖是后人之手也。夫治水气之药，本方已具之，何更加减为，小青龙汤主之。

小青龙汤方桂麻甘芍治表邪，半夏治水。

麻黄三两　芍药三两　五味子半斤　干姜三两　甘草三两　桂枝三两　半夏半升　细辛三两

上八味，以水一斗，先煮麻黄，减二升，去上沫，内诸药，煮取三升，去滓，温服一升谨按：此方可以麻黄、芍药、甘草、桂枝、半夏之五物，为本论之旧也。柴胡汤、真武汤、四逆散等皆咳者，加五味子、干姜、细辛。由此观之，疑此方亦是加三物者，不然则加减法其去何独不及三物哉。然古来以八味为本方，则不敢以臆断，姑存疑，以俟后君子。加减法：若微利者，去麻黄，加荛花，如鸡子。若渴者，去半夏，加瓜蒌根三两。若噎者，去麻黄加附子一枚。若小便不利，少腹满，去麻黄加茯苓四两。若喘者，去麻黄加杏仁半升。

伤寒承前章，略“表不解”三字心下有水气，咳因水气而微喘因邪气，发热不渴心下有水气，故不欲饮水，服汤“汤”，小青龙汤也已渴者水气去故也，此寒去欲解也水气与邪气在心下者俱去，而表邪亦欲解也。盖邪与水气并者，不可单言邪，又单言水气，乃兼之曰“寒”，小青龙汤主之此章此汤主症，故举方于章末，而更曰“主之”，通卷间有此例。

太阳病，外证未解，脉浮弱者，当以汗解，宜桂枝汤伤寒之邪，大势已去，又无水气之加，则不烦用麻黄、半夏，唯当以汗解，乃是桂枝所能。

太阳病，下之微喘者，表未解故也以误下故津液徒亡，里阳失所依，欲出表，而表犹有邪，故不能出而郁，气息亦随不利，喘因作，桂枝加厚朴杏仁汤主之厚朴泄气，杏仁降气，兼治喘。此章虽有微喘，而非兼水气者，又非经日久者，但唯因误下也，故为桂枝主症。此二章篇次于此间，前章用小青龙汤之意更分明。

太阳病，外症未解者，不可下也虽有里症而不可下也，又举此章以曲尽前用“小青龙汤”之意，下之为逆先治表，法也。欲解外者，宜桂枝汤主之。

太阳病此章结前三章，先发汗不解，而复下之，脉浮者不愈虽下之不愈也。浮为在外，而反下之，故令不愈。今脉浮故知在外，当须解外则愈须用也，已行汗下二法，而复却欲用桂枝汤，故置“须”字，宜桂枝汤主之。

太阳病，脉浮紧，无汗发热身疼痛，八九日不解以经日久，表郁益甚，表症仍在，此当发其汗，服药已“药”，麻黄汤也微除经日久，故麻黄汤虽未能直发汗，而驱邪薄表，故气血道路颇宽，其疼痛等诸证微除，其人发烦目瞑表郁甚之症，麻黄复迫之，故发烦目瞑，然阳气稍得活动，故邪气遂解，剧者必衄，衄乃解，所以然者，阳气重故也阳症未得发散，麻黄汤复推阳而迫之，故曰之“重”，麻黄汤主之。

太阳病，脉浮紧，发热，身无汗头，阳气所冲，又有鼻衄症，是当微汗出，故置“身”字以示唯头有微汗，自衄者愈其人阳气元充实，虽不服麻黄汤，而自能发衄。

二阳并病表里俱病，曰之合病，表症未全除，里症又见，曰之并病，太阳初得病时，发其汗，汗先出汗先邪而徒出不彻，因转属阳明，续自微汗出，不恶寒即是阳明之症也。若太阳病症不罢者续自微汗出不恶寒，而太阳病症仍在者，是并病也，不可下虽有阳明症，不可下，下之为逆，如此可小发汗。设面色缘缘正赤者此未得汗者也，阳气怫郁在表，当解之熏之。若发汗不彻，若初发汗者，虽汗先出不彻，而不能使邪尽解，然不足言，阳气怫郁不得越，不足言，阳气怫郁不得越不至面色缘缘正赤者，当小发汗也，不须解之熏之而取大汗。当汗不汗当汗之症，而不发汗，则必见其人以下症，此段以结一章义，其人躁烦肌表不和，阳气郁屈，且以取空汗，故表虚，邪因进，不知痛处，乍在腹中，乍在四肢，按之不可得与“体痛”同理，而其邪则深于“体痛”者也。其痛无定处者，以邪已过太表细络之分故也，其人短气，但坐“但坐”，气急也。其人渐虚，其邪渐入，故令然，以汗出不彻故也，更发汗则愈。何以知汗出不彻，以脉涩，故知也血液虚，邪气入血分，故脉涩也。

脉浮数者，法当汗出而愈。若下之，身重阳气之虚心悸者血液之虚，不可发汗若误下里虚，而见此症者，不可发汗也。外症未除，故遽发汗，复虚其表，则邪虽解，而表里大虚，必致危，当自汗出乃解。所以然者，尺中以候胃中脉微，此里虚，须表里实，津液自和，便自汗出愈。

脉浮紧者，法当身疼痛，宜以汗解之麻黄汤。假令尺中迟者，不可发汗新加汤。何以知之然，以荣气不足，血少故也。

脉浮者其症不剧，而反汗不出者，疑少阴。今以“脉浮”，知邪在表，因用麻黄汤，病在表，可发汗，宜麻黄汤新加汤章曰“脉沉迟”，此章以“浮”应“沉”，次章以“数”应“迟”，以结前章义，其意更分明。

脉浮而数者“数”，阳脉，然有“微数脉不可发汗”者，故此更加“浮”字，以明为太阳之数，其浮、数之间，插“而”字者，以“数”应新加汤之“迟”也，可发汗，宜麻黄汤至此章，皆二阳并病之变也。前二章，先治表而后治里之法，后三章以麻黄取跨里之邪于表之法。

病常自汗出者，此为荣气和邪不侵，荣气和者外不谐太表有邪，以卫气不共荣气和谐故尔“尔”指汗自出。以荣行脉中阴血以荣滋内，故阴之用曰“荣气”，卫行脉外阳气以卫护外，故阳之用曰“卫气”，复发其汗，荣卫和则愈，宜桂枝汤。

病人脏无他病自汗出者，疑系里，故插此句，时发热，自汗出而不愈者，此卫气不和也。先其时发汗则愈，宜桂枝汤主之。

伤寒脉浮紧，不发汗，因致衄者，麻黄汤主之。

伤寒不大便六七日，头痛有热者“有热”，通三阳之辞，与承气汤。其小便清者，知不在里，仍在表也，当须发汗头痛有热，本为太阳症矣。然不大便六七日，且小便色赤者，初二症亦属阳明，此可下之也。若小便清者，虽不大便六七日，而非邪尽入胃而然也，其人平素然尔，故为兼表者，而先用桂枝汤。伤寒之邪属阳明，而兼表症者，先以桂枝汤发汗法也。若头痛者，必衄阳明当无头痛，而今有之者，太阳初得病时，邪气搅血分，其血瘀而在头也，如此当见衄，宜桂枝汤所谓发汗，即桂枝汤也，亦举方章末之例，但不曰“主之”者，是伤寒故也。

伤寒发汗解已用麻黄汤，半日许复烦，脉浮数者，可更发汗，宜桂枝汤主之本伤寒，故曰“宜”，已发汗邪气减半，故曰“主之”。

凡病不唯风寒之邪，泛指诸病之辞，若发汗，若吐，若下，若亡津液“亡”上“若”字疑衍，阴阳自和者若阴阳偏胜者，不可不药也，必自愈饮食复常，调摄得宜，气血乃复。

大下之后此章置“大”字，以下至干姜附子汤，汗下俱皆略“大”字，复发汗，小便不利者，亡津液故也，勿治之，得小便利，必自愈阴阳复，津液生。

下之后，复发汗，必振寒，脉微细，所以然者，以内外俱虚故也。

下之后，复发汗，昼日烦躁凡人身阳气之宣布必依阴，今阴阳俱虚，且阴之所主昼日在里，故阳气益不能出表，郁于胸中，于是表里虽无一点邪，亦烦躁，不得眠阴阳俱虚则心血稀淡，乃不能收藏神气，故不得眠。老人少眠，饥饿难睡，皆同理，夜而安静阴气旺于表，阳气依以伸，不呕不渴少阳亦无邪，故里不积阳，无表证若表有邪，则不可偏温之，脉沉微以知阴阳虚，身无大热者以手试之，身体无弥漫热，因知非邪气入里，阳气溢表之症，干姜附子汤主之阴阳齐虚者，先助阳则阴随自复。

干姜附子汤方此方无甘草者，助里阳急故也。若四逆汤，则甘草生津液，欲以使里阳达表也。彼则所急在表，此则所急在里。

干姜一两　附子一枚

上二味，以水三升，煮取一升，去滓顿服。

发汗后，身疼痛，脉沉迟者“浮紧”者，邪厚之脉也。邪厚，则血虽不虚，能致身疼痛。“沉迟”者，表邪衰之脉也。虽表邪衰，血虚，则亦能致身疼痛，故以“浮紧”者，属麻黄汤，以“沉迟”者，属新加汤，桂枝加芍药生姜各一两人参三两新加汤主之残邪在表，故桂枝主之。血液干燥，故加芍药引阴，生姜鼓舞胃气行阴，人参生津回阳。

发汗后，不可更行桂枝汤恐益虚表，汗出而喘汗多亡阳，肌肤不守，自汗因出也。残邪所在，深于前章，故里面腠理，为邪所塞，阳气郁于里，气息亦不利，喘因作，无大热者阳气为邪所阻，不能出表，故身体无弥漫热，可与麻黄杏仁甘草石膏汤主之已曰“不可行桂枝汤”，然而此方似大青龙汤，后世或有以疑更发汗之方，故曰“可与”，以示其意不在发汗。

麻黄杏仁甘草石膏汤方麻黄配杏仁、石膏，以疏通里面腠理，则阳气宣布，而汗止喘定。凡麻黄得桂则善发汗，无桂则不推阳，故虽腠理开，而无大汗出。

麻黄四两　杏仁五十个　甘草二两　石膏半斤

上四味，以水七升，先煮麻黄减二升，去上沫，内诸药，煮取二升，去滓，温服一升。本云，黄耳杯。友人关谷士炤曰：“黄耳杯”当作“黄甘柘”。盖“黄”，麻黄；“甘”，甘草；“柘”，杏仁、石膏，当时此汤之略名耳。

发汗过多邪解尚取汗，其人叉手自冒心表虚已甚，阳气将漏，故以手自卫护，心下悸觉心下气力不满者，以表不卫，里阳漏故也，欲得按者约其器，而后阳气仅能充焉，故好按者，都为属虚，桂枝甘草汤主之。

桂枝甘草汤方甘草养胃而生津液，桂枝推里阳而达表。此方救表之主剂，后之数方，本此方者多矣。

桂枝四两　甘草二两

上二味，以水三升，煮取一升，去滓顿服。

发汗后，其人脐下悸者表虚故膀胱多蓄水，阳气难行，因觉脐下气力不满，欲作奔豚阳气触于水，激而逆行，其状似豚奔，茯苓桂枝甘草大枣汤主之。

茯苓桂枝甘草大枣汤方桂枝、甘草补表，茯苓利膀胱之水，又增甘草，加大枣、烂水，以缓冲逆之气。

茯苓半斤　甘草三两　大枣十五枚　桂枝四两

上四味，以甘烂水一斗，先煮茯苓减二升，内诸药，煮取三升，去滓，温服一升，日三服。作甘烂水法：取水二斗，置大盆内，以杓扬之，水上有珠子五六千颗相逐，取用之。

发汗后，腹胀满者胃阳虚弱之人，又发汗津液亡，故胃阳益虚生水气，里阳为之不能四布，腹胀满，厚朴生姜甘草半夏人参汤主之。

厚朴生姜甘草半夏人参汤方厚朴泄满，生姜、半夏鼓舞胃阳以除水气，人参、甘草生津液补表。今用人参，不用桂者，里阳为水气所阻，故不欲妄推之也。

厚朴半斤　生姜半斤　半夏半升　人参一两　甘草二两

上五味，以水一斗，煮取三升，去滓，温服一升，日三服。

伤寒若吐若下后此章亦发汗后，而且若吐若下者，心下逆满虚阳载水而上，气上冲胸表已虚，又以吐若下，虚其里，里阳失所依，欲出表，而表亦津液已干燥，故不能四布，因上行，起则头眩以胃阳虚，故水饮不化，而留心下，隔阳气，令不充头，脉沉邪解阳气虚紧津液干燥，发汗则若误以为邪仍不解，而重发汗动经津液干燥者，若强发汗，则及血，故动经脉，身为振振摇者"起则头眩"者，已是此汤主症，然不知"沉紧"是无邪之脉，若误重发汗，则至"动经"。动经"微"者此汤，"剧"者真武汤，茯苓桂枝白术甘草汤主之。

茯苓桂枝白术甘草汤方桂枝、甘草补表，茯苓、白术逐水。

茯苓四两　桂枝三两"三"疑当作"四"　白术二两　甘草二两

上四味，以水六升，煮取三升，去滓，分温三服。

发汗，病不解，反恶寒者，虚故也，芍药甘草附子汤主之。

芍药甘草附子汤方

芍药三两　甘草三两　附子一枚

已上三味，以水五升，煮取一升五合，去滓，分温服"温"字下疑脱"再"字。疑非仲景意"非仲景意"谓去桂。

发汗若下之，病仍不解，烦躁者阴阳大虚，水遂不行，因用此药，以利水复阳。此虽病仍不解，而阴阳已大虚，且水多，故难直理表，茯苓四逆汤主之。

茯苓四逆汤方

茯苓六两　人参一两　甘草二两　干姜一两半　附子一枚

上五味，以水五升，煮取三升，去滓，温服七合，日三服。

发汗后，恶寒者，虚故也邪已解，但恶寒者，虚令然也，此症正是芍药甘草附子汤所主。不恶寒，但热者，实也邪已解，但热者，是阳气壮盛人，以津液干燥，燥屎实胃故也，当和胃气，与调胃承气汤。

太阳病，发汗后，大汗出，胃中干，烦躁不得眠，欲得饮水者，少少与饮之，令胃气和则愈虽胃中干燥，无燥屎者，不必与调胃承气汤。若脉浮表邪仍存，小便不利表虚，微热消渴者发汗过法，津液徒干，表邪未解，自汗仍出，而消渴，与五苓散主之发汗后，阳气亦微，故不能随饮随化，遂作留饮。今以此药利其水，则得阴阳和，而津液生，渴乃止。凡病人胃中有水则多渴，盖水多则胃气不运，津液无生，咽中为干燥，而作渴，乃五苓散利水，则水去，津液生，渴因止。

五苓散方猪、泽、苓、术利水，桂推阳除邪。

猪苓十八铢　泽泻一两六铢半　茯苓十八铢　桂半两　白术十八铢

上五味，为末，以白饮和服方寸匕，日三服。多饮暖水，汗出愈留饮在胃中，故更以暖水，鼓舞胃阳，且以助药力。

发汗已，脉浮数，烦渴者“有水”者五苓散，“无水”

者白虎加人参汤，以脉之洪大浮数辨之，五苓散主之。

伤寒非伤寒，则虽虚而不至茯苓甘草汤症，汗出而渴者，五苓散主之；不渴者阳气微，故不渴。盖剧症始差，津液虚，阳气微，而水饮留停，小便不利，故桂枝、甘草补表，茯苓利水，生姜鼓舞胃阳。此章之症，都似五苓散之症，然此伤寒，故比彼则为亡阳殊甚，是以偏于补而立方，茯苓甘草汤主之。

茯苓甘草汤方

茯苓二两　桂枝二两　生姜三两　甘草一两

上四味，以水四升，煮取二升，去滓，分温三服。

中风发热，六七日不解而烦以自汗日久，津液虚，阳气难出，故烦，有表里证表有邪，里有水，渴欲饮水以自汗日久，津液干燥，且有水，故渴，水入则吐者，名曰水逆此非关"中风"，故别命名曰"水逆"。盖此人胃阳虚弱，旧有留饮也，五苓散主之。

未持脉时，病人手叉自冒心表虚，师因教试令咳，而不咳者，此必两耳聋无闻也血液干燥，神气不能应鼓膜。所以然者，以重发汗，虚故如此。

发汗后，饮水多必喘方津液虚里阳不能四布之时，又饮水多，则阳气所压，喘因作，以水灌之亦喘表虚之人，医误以为邪仍不解，以水灌之，则寒气压肌肤，里阳益郁，喘因作。

发汗后，水药不得入口为逆津液干燥者，法当渴，而反不欲水者，治逆也。若更发汗，必吐下不止当温之症而反发汗，故胃中虚冷，遂至恶水药，若重误则胃气坏，吐下不止。

发汗吐下后三法连行，虚烦虚烦者，烦不因邪也。津液虚，且邪围表则烦，虽无邪而津液大虚，阳气失所依而难出，则亦烦，皆阳气屈曲不得伸而令然不得眠，若剧者，必反覆颠倒躁极，心中懊憹烦极，憹下无“者”字，可见其用栀子豉汤，不独剧者，栀子豉汤主之。

栀子豉汤方栀子清胸中热，香豉养胃，盖此姜附之症也。然虚逆特甚，故姑以栀子消虚火炎上，须虚火小平，而后欲用回阳之药。

栀子十四枚　香豉四合

上二味，以水四升，先煮栀子得二升半，内豉煮取一升半，去滓，分为二服，温进一服懊憹，故不欲饮药，医乃强进，得吐者止后服上逆甚，故最恐吐，涌而更亡其阳，故虽此汤，若或有吐之，则不可强与也。若少气者内外虚松，元气不充，栀子甘草豉汤主之。若呕者，栀子生姜豉汤主之深恐其吐，故加生姜。

发汗若下之，而烦热，胸中窒者，栀子豉汤主之。

伤寒五六日邪气入少阳之日数，大下之后，身热不去，心中结痛者，未欲解也少阳邪未除，里先虚，邪因入，结心中而痛者，可与此汤也。若太阳伤寒，下之太早，则邪随入里，成结胸，是非大陷胸，则不能治，栀子豉汤主之。

伤寒略“五六日大下之后”七字下后，心烦腹满残邪侵胃，卧起不安者且起且卧，不能宁居者，是烦躁甚故也，栀子厚朴汤主之。

栀子厚朴汤方

栀子十四枚　厚朴四两　枳实四枚

已上三味，以水三升半，煮取一升半，去滓，分三服，温进一服，得吐者，止后服。

伤寒亦略“五六日”字，医以丸药大下之“丸药”，盖巴豆之丸，身热不去，微烦者以热药下之，故里阳不大虚，栀子干姜汤主之烦微，故直加干姜。

栀子干姜汤方

栀子十四枚　干姜二两

上二味，以水三升半，煮取一升半，去滓，分二服，温进一服，得吐者，止后服。

凡用栀子汤，病人旧微溏者，不可与服之此药可与下之者，而不可与旧溏者，以其为凉药故也。

太阳病发汗，汗出不解，其人仍发热，心下悸，头眩身瞤动津液大虚，阳气欲行不易行，故瞤动，振振欲擗地者此本桂枝症，误用麻黄，邪不解，反起水饮之诸症，此皆阳虚所致也。虽微邪仍存，而逆症急，故用回阳逐水药。凡表里两急者，先救里法也，真武汤主之。

咽喉干燥者咽喉，元气所通，水谷所纳，最先知津液干燥，不可发汗。

淋家下部津液，旧虚乏者不可发汗，发汗必便血。

疮家有疮疡者，其血本凝泣虽身疼痛血少故也，不可发汗，发汗则痓经虚毒入。

衄家鼻衄之出每循额来不可发汗，汗出必额上陷取汗则血随涸，气遂不能充，脉急紧，直视不能眴目系急亦津液虚故，不得眠。

亡血家崩漏，金疮，吐下，诸失血，皆谓之亡血家不可发汗，发汗则寒栗而振。

汗家重发汗，必恍惚心乱心脏干涸，神不得安舍，而错乱，小便已阴疼阴器中亦干燥，故小便已觉痛，与禹余粮丸阙。

病人有寒，复发汗本虚者，复行虚法，此误也，胃中冷，必吐蛔。

本发汗而复下之，此为逆也表症发汗，未及愈，而半途生疑，遽下之此逆治也，若先发汗，治不为逆表症，其发汗非逆治也。本先下之，而反汗之为逆里症下之，未及愈而半途生疑，反发汗，此逆治也，若先下之，治不为逆里症，其下之，非逆治也。

伤寒医下之，续得下利药力尽，而尚续下利者，以虚也，清谷不止，身疼痛者津液先虚，且表邪仍未除，急当救里，后身疼痛表邪不乘虚直入者，以热药暴下故也，清便自调者，急当救表，救里宜四逆汤，救表宜桂枝汤。

病发热，头痛，脉反沉表病，里症不见，而其脉渐衰者，欲愈之候也。虽脉衰，而若其病不差，更加疼痛者，是虚甚且邪未解也，当先救里而后救表，若不差，身体疼痛，当救其里，宜四逆汤。

太阳病，先下之而不愈，因复发汗，以此表里俱虚，其人因致冒阴阳大虚，神气不通，冒家汗出自愈津液生，自汗出，则神气得依以应表，所以然者，汗出表和故也，得里和，然后复下之表里干燥，虽生燥屎，而其虚甚，故难卒用下剂，故俟自汗出见其里稍和，然后用调胃承气下燥屎。

太阳病此章盖是前章注解未解已历医治，而邪未尽除，阴阳脉俱停“停”涩也，停涩则微，必先振栗津液干燥者，阳气强出故振，汗出而解阳气遂能发达。但阳脉微者误汗，卫气虚，且其邪未尽除，故阳脉微，先汗出而解津液自和，便自汗出而解，但阴脉微者误下，营气虚，胃中干燥故阴脉微，下之而解除燥屎，则津液自生，表邪亦自解，若欲下之，宜调胃承气汤主之所急在“阴阳俱虚”四字，故虽残邪仍存，而不用桂枝汤，唯和胃以俟津液自复。

太阳病，发热汗出者，此为荣弱血分不冒邪，但气分冒邪，故阳气失卫护，自汗出，其脉乃弱卫强气分独冒邪，故阳气激怒，其脉乃浮，是卫则郁以强，荣则和以弱者也，故使汗出，欲救邪风者，宜桂枝汤前二章皆有自汗出而愈者也，此章自若中风、若伤寒变化来者，方见此症，欲偏救邪风者，宜用桂枝汤，盖此章是表症变化之一大段落。

伤寒五六日邪入少阳之日数中风中风元轻邪，法当不转阳明，但以其或渐虚或误治，故偶有入阳明者是以其变，故其经少阳亦不可期以日数，往来寒热阳气伏而肌肤为寒，发而为热，皆邪令然也，故邪气客在于太表，则恶寒发热无有休时。今邪气进跨三焦，故伏阳却越出在太表，其半仍在里，而中间隔以邪气，乃使寒热休作有时，胸胁苦满上二焦为邪所塞，阳气不得出而满，默默不欲饮食中焦不通，胃中所蒸之谷气，无所施行，故不欲复受食，心烦曾历汗，且上焦亦闭塞，故烦喜呕中焦不通，阳气一冲胃管，或胸中烦而不呕，或渴，或腹中痛，或胁下痞硬，或心下悸，小便不利，或不渴，身有微热，或咳者“或胸中”以下之七症，小青龙汤“或”汤之例，与小柴胡汤主之。

小柴胡汤方柴胡清解郁热，疏通三焦，令表里阳气相通，黄芩除热。此人已历太阳病，故加人参而生津回阳，又加半夏以燥饮者，以血弱气尽易留饮故也。

柴胡半斤　黄芩三两　人参三两　甘草三两　半夏半升　生姜三两　大枣十二枚

上七味，以水一斗二升，煮取六升，去滓，再煎已历汗之人，复用半夏以燥津液，恐戟咽，故再煎缓其气，取三升，温服一升，日三服。后加减法，若胸中烦而不呕，去半夏人参，加瓜蒌实一枚。若渴者，去半夏，加人参，合前成四两半，瓜蒌根四两。若腹中痛者，去黄芩，加芍药三两。若胁下痞硬，去大枣，加牡蛎四两。若心下悸，小便不利者，去黄芩，加茯苓四两。若不渴，外有微热者，去人参，加桂三两，温覆取微汗愈。若咳者，去人参大枣生姜，加五味子半升，干姜二两。

血弱气尽历太阳之汗故也，腠理开，邪气因入，与正气相搏，结于胁下表邪将入里，里阳拒之，邪气乃结中焦，正邪分争，往来寒热邪气渐聚而塞中焦，则恶寒；阳气渐积而破围出，则发热，休作有时以太表无邪，故热已发，郁因散，则表里俱无有所病焉，所以有休时也。然而三焦犹有邪，故里阳渐郁，表阳渐消，则复恶寒而发热焉，所以有作时也，默默不欲饮食，脏腑相连上下脏腑固相连属，其痛必下邪气在于上中二焦，则或满或呕，此所谓邪在于高，而所痛苦者，在于下也，是以脏腑连属故也，设不连则何有表受邪，而里痛苦者耶，邪高痛下，故使呕也，小柴胡汤主之。

服柴胡汤已，渴者，属阳明也柴胡功成，虽三焦已通，而又见渴者，以其清解之时邪逸而入胃，胃阳为所围故也，盖此已历太阳，又历少阳，津液虚，故虽微邪，亦能围阳而作渴，以法治之法，阳明治法也，其先与柴胡汤，治不为逆。

得病以“得病”二字起论者，其人虚其症，可通阴症故也六七日太阳中风经日久，故渐虚近太阴，脉迟浮弱，恶风寒无“风”字则疑邪厚，无“寒”字则疑表虚，故连用“风寒”二字，以示其人虚，手足温虽虚，而不及厥冷，医二三下之，不能食胃气敝也，而胁下满痛误下邪因进，特加“痛”者以津液虚故也。插“而”字者，示其“不食”不因邪，面目及身黄阳微，故虽中风邪，亦能使阳气郁蒸，颈项强津液虚，且邪气在血分，上焦因塞也。葛根汤章曰“项背强”，此曰“颈项强”，自有虚实浅深之异，小便难者，与柴胡汤此虽近阴症，而邪已及三焦，且郁甚，故姑与柴胡汤，后必下重此已属阴症，而今姑与柴胡汤清解郁热，则胃中益冷将下利，然以已下，故胃中水竭不能快利，但下重而已。盖此症用柴胡者不得已也，故去“主之”二字，以示非主症也，若其下重，邪除而后治之。本渴而饮水呕者，柴胡汤不中与也医之所用，盖热性之丸药，故虽数下之，而邪不入里，犹在本位也，但以下之故胃中干燥，因渴而饮水多，遂作不食、胁满、发黄、颈项强、小便难等诸症者，皆是水饮所为，则五苓散所主，而柴胡汤不中与也，食谷者哕下之胃中虚冷，当不能食，若能食者，亦阳微故不能化之，微阳反为食所抑，因为哕。

伤寒四五日邪入少阳之日数，身热虚者邪虽在三焦，而积阳势微，故不至往来寒热，恶风“风”字是所以为少阳，颈项强，胁下满未历下，故无痛，手足温而渴者津液干，里阳郁，小柴胡汤主之。

伤寒前二章，病在少阳，则不论虚实，而用柴胡汤。此章，示脉症虽似柴胡所主，而邪气实不及少阳者，异治，阳脉涩邪在气分，阴脉弦血液之虚，法当腹中急痛者血少者，邪又围之，则里阳益不得出而作急痛，“者”字，疑当在“弦”字下，先与小建中汤。不差者，与小柴胡汤主之血液虚，则邪虽在太阳，见此脉症；邪在少阳，则血液虽不甚虚，亦或能见此脉症。凡疑似者，其治先从表补，皆法也。

小建中汤方增芍药、甘草加胶饴者，欲生津液，建中气而发表也。

桂枝三两　甘草三两　大枣十二枚　芍药六两　生姜三两　胶饴一升

上六味，以水七升，煮取三升，去滓，内胶饴，更上微火消解，温服一升，日三服。呕家不可用建中汤，以甜故也。

伤寒中风，有柴胡证，但见一证便是，不必悉具若太阳病，则其邪所系在周身，故见症种种，不可主之以一方也。若少阳病，则其部分在半表半里，故伤寒、中风其邪虽有厚薄，而至三焦狭隘处，则其见症一种矣。但人虚、邪薄者见症少，人实、邪厚者见症多。夫柴胡汤善通三焦闭塞者也，故伤寒、中风有少阳症者，皆此方所主。而轻者早除，重者晚除耳。非彼太阳之主方，多端之比也。“柴胡汤”本章则书“与主之”，“服柴胡汤已而渴者”章则书“属阳明也，以法治之”，此章则书“伤寒中风，但见一症便是”，参考此等之言，可以知少阳之部分，柴胡之主治，表里转属之机也。

凡柴胡汤病证而下之不用“反”字，而用“而”字者，病在少阳故也，若柴胡证不罢者里虽虚，邪未入阳明，复与柴胡汤，必蒸蒸而振，却发热汗出而解服柴胡汤，则三焦邪解，阳气当出，然尝历下，津液干燥，故欲出不得，其郁积之势蒸蒸乎也，渐而强，取路于三焦则振，振则发热，其理犹阳气将发之时，有阴气抑之，不易出则地震也。

伤寒二三日旧虚，故其症不剧，“二三日”者，未至少阳之日数，心中悸而烦者里液虚故悸，表液虚故烦，小建中汤主之。

太阳病过经十余日邪犹在太阳，反二三下之邪乘虚渐进，后四五日，柴胡证仍在者未入阳明，先与小柴胡汤。呕不止，心下急自胸胁进至心下，郁郁微烦者过胸至腹故烦减，为未解也少阳未全解也，与大柴胡下之则愈已曰“未解”，而今用此药，此药疑清解，故书“下之”，以示少阳阳明并治。

大柴胡汤方小柴胡合小承气之意。

柴胡半斤　黄芩三两　芍药三两　半夏半升　生姜五两　枳实四枚　大枣十二枚

上七味，以水一斗二升，煮取六升，去滓，再煎此间当有“取三升”之“三”字，温服一升，日三服。一方用大黄二两，若不加大黄，恐不为大柴胡汤也此说是也。

伤寒十三日所谓“过经”不解，胸胁满而呕是大柴胡症，日晡所发潮热邪已去表趣里，则里阳代出表，每遇日晡表闭之时，乃积而成热。盖本大柴胡汤之症，而误以巴豆下之，故胃中干燥，邪因入而作此症，已而微利，此本柴胡证

“柴胡”，谓大柴胡汤，下之而不得利已用大柴胡，未得利，今反利者有潮热者，法当大便硬也，知医以丸药下之大柴胡汤未及得效，他医遽自傍私以丸药下之，非其治也当以大黄下之者，反用巴豆，故邪气不除，津液徒干。潮热者实也实谓胃实，先宜小柴胡汤以解外以误下，故致邪实症，今复用大柴胡汤重下之，则恐少阳之残邪乘虚入胃，故先姑以小柴胡汤全解外，而后用柴胡加芒硝汤，后以柴胡加芒硝汤主之方意，似小柴胡汤大承气汤合者。此症虽有潮热，而不敢直用承气者，深恐少阳之残邪也。

伤寒十三日不解，过经邪虽未入胃，而以经日久，故津液干燥，至作谵语谵语者，以有热也有热，示非阴症，当以汤下之“汤”谓大柴胡汤。若小便利者阳气出表，大便当硬阳气出表，则津液亦随出表，而反下利，脉调和者以脉无虚，故知其下利非自利，知医以丸药下之，非其治也津液干燥者，复以热药下之，非其治法也。若自下利者若小便利，大便又下利者，虚甚也，脉当微厥，今反和者，此为内实也以脉察之，无虚寒候，乃知其下利医用丸药致之也，“实”谓燥屎实于胃，调胃承气汤主之以巴豆夺津液，则胃中益干燥，而结燥屎。

太阳病不解日久不解，邪将从下焦入，热结膀胱邪将从下焦入，而阳气拒之，遂积成“热结膀胱”，其人如狂正邪相拒于下焦，遂溢入血室，神因乱，血自下，下者愈气血充实人，自能破结，血乃下，邪亦随去，犹自衄而邪解之理也。其外不解者，尚未可攻恐外邪乘虚入，当先解外。外解已，但少腹急结者上二焦已通，下焦独未通，乃可攻之，宜桃核承气汤方“方”字疑衍。

桃核承气汤方桃仁性下降，能率桂枝至下焦，大黄、芒硝下“下焦急结”，而阳气宣畅，邪气乃解。

桃仁五十个　桂枝二两　大黄四两　芒硝二两　甘草二两

上五味，以水七升，煮取二升半，去滓，内芒硝，更上火微沸，下火，先食温服五合，日三服，当微利。

伤寒八九日下之未全入胃，误下之，故里亦虚，少阳之邪益进，胸满烦惊津液大虚，里阳失所依，欲出表，然干燥甚故不能出，小便不利，谵语阳气未能全出表，而反谵语者，干燥甚故也，一身尽重，不可转侧者津液大虚，邪气又塞，故阳气难行，柴胡加龙骨牡蛎汤主之。

柴胡加龙骨牡蛎汤方小柴胡以解少阳之邪，龙骨、牡蛎收敛津液，铅丹镇惊，桂枝推阳令达难行之处，茯苓利小便而生津液，大黄泻热和胃。谨按：成本有“黄芩”，他本无者恐脱，今据十枣汤例考之，方后曰“上十一味”之下有“大黄”，则知上所谓十一味中有“黄芩”也。

半夏二合　大枣六枚　柴胡四两　生姜一两半　人参一两半　龙骨一两半　铅丹一两半　桂枝一两半　茯苓一两半　大黄二两　牡蛎一两半

上十一味，以水八升，煮取四升，内大黄，切如棋子，更煮一二沸，去滓，温服一升。

伤寒，腹满谵语里阳未尽出表，故腹满。伤寒日久而津液干燥，且邪气渐入，阳气渐出，故谵语，寸口脉浮而紧“浮”，邪在外阳在内之脉也；“紧”，血液虚之脉也。插“而”

字，以别太阳伤寒之脉，此肝乘脾也“肝”，少阳之谓也；“脾”，阳明之谓也，是木进乘土，名曰纵邪自表入里，以其进故曰“纵”，刺期门泻邪本。

伤寒发热，啬啬恶寒邪在表，大渴欲饮水，其腹必满阳气复而实于里，自汗出，小便利里阳回复，遂破邪而出表，其病欲解，此肝乘肺也“肺”，太阳之谓也，是木反乘金，名曰横阳气自里出表，邪气退，故曰“横”，刺期门。

太阳病，二日反躁阳气旧微，故虽中风，轻邪而进速，反熨其背，而大汗出是当用大青龙汤之症，而反以熨取背汗，故余处邪不解，大热入胃“大”当作火，胃中水竭，躁烦至此，始加“烦”字，明津液益干燥，必发谵语。十余日经日久，故津液渐复振栗三焦始通，阳气潜行，自下利者津液复，阳气还，腐秽去，此为欲解也。故其汗从腰已下不得汗唯熨背故，欲小便不得下部邪不解，膀胱失职，反呕阳推而不能达，因上逆，欲失溲下部有邪，卫气失护，足下恶风下部邪不解故也，大便硬，胃中水竭故也，小便当数，而反不数及不多津液还入胃故也，大便已经十余日，津液复，阳气还，腐秽去也，即是前所谓“自下利”者也，头卓然而痛谷气下流，头阳暂虚，其人足心必热，谷气下流故也津液复，下焦开通，阳气行，下部邪乃解。

太阳病中风轻亦至此，以火劫发汗，邪风被火热虽中风轻邪，亦被火热，则血气流溢，血气流溢，失其常度，两阳相熏灼邪热与火热相熏灼，其身发黄。阳盛两阳相合，故盛则欲衄血气流溢，阴虚则小便难。阴阳俱虚竭，身体则枯燥，但头汗出，剂颈而还头汗之有无，若因邪则何必剂颈，今剂颈而还者，是身体津液干燥而无汗也。但头诸阳所会，故独有微汗出焉，凡头汗因虚者，必剂颈而还，腹满微喘虚阳不能四布，口干咽烂表液干燥，或不大便里液干燥，久则谵语遂生燥屎，甚者至哕胃中干燥甚者，阳气不行，手足躁扰神气不守，捻衣摸床神气无所依故也，见以上诸症者不可治也。但小便利者，虽具诸症，而津液未全竭，阳气仍在表，故可施治。小便利者，其人可治。

伤寒脉浮此经日久，而正邪俱衰之症，似上篇所论“脉浮”之人，医以火迫，劫之亡阳取汗过多，必惊狂阴阳大虚，神气不能安舍，且火热时攻，起卧不安者，桂枝去芍药加蜀漆牡蛎龙骨救逆汤主之虽有桂枝之名，而意不在解肌，唯是为救火逆而设也，故特加“救逆”二字，以示立方之意。

桂枝去芍药加蜀漆牡蛎龙骨救逆汤方去芍药而为桂枝甘草汤，意以补表虚，牡蛎、龙骨救里阴，又加蜀漆以消火毒。

桂枝三两　甘草二两　生姜三两　牡蛎五两　龙骨四两　大枣十二枚　蜀漆三两

上为末据煎法考之，唯须末牡蛎、龙骨二味，以水一斗二升，先煮蜀漆减二升，内诸药，煮取三升，去滓，温服一升。

形作伤寒“症”是，“脉”非，其脉不弦紧而弱暗带“浮”字，即是中风脉也。弱者必渴邪渐减，阳渐复，则脉弱而渴，是初方正邪相争之时，亡津液故也，如此者当最忌火攻之，被火者，必谵语津液益干燥，火热沸腾心血。弱者发热脉浮弱者，是中风，当自发热，特插此句者，其不弦紧而弱者，有疑虚寒之脉故也，脉浮解之此四字示常法之言也，亦更插此句者，以明前曰“弱者带浮”而即是中风脉也，当汗出愈以脉察之，其症亦当自退也。消息数日，饮食渐多，津液渐复，而自汗出，则其病必应愈。

太阳病，以火熏之，不得汗邪无从出，其人必躁阳气为邪所围，不得出而郁者，又加火热，故至作躁，到经不解当愈之时而犹不愈者，以火邪入血分故也，必清血阴虚阳盛，遂至便血，名为火邪，下血者，不可曰逆，故曰火邪。

脉浮热甚此为实，反灸之实症又加实治是误，此为实，实以虚治实病当以虚法治也，所谓“虚法”，汗、吐、下、刺等是也，因火而动动经也，必咽燥唾血咽燥之极，至唾血，是两阳相熏灼故也。

微数之脉微为血虚，数为邪实，慎不可灸，因火为邪，则为烦逆阴虚阳盛，皆因火误，追虚逐实“追虚”者，津液干燥者，加火更燥之也；“逐实”者，热气实者，加火更炽之也，血散脉中，火气虽微“微”，谓灸火微少，内攻有力，焦骨伤筋，血难复也。

脉浮，宜以汗解不用“当”字，而用“宜”字者，明其发汗用麻黄汤也。盖承中篇“脉浮病在表，可发汗”章而言之，用火灸之，邪无从出“灸”无汗下，故邪无从出，因火而盛，病从腰以下必重而痹灸背则阳气唯旺背，津液随亦聚背，故从腰以下，津液徒干，邪则不除，名火逆也病，有“水逆”，有“火逆”，皆别立名者也，前三章皆属之“火逆”，而论之。欲自解者，必当先烦阳气复，乃有汗而解已复之阳气得达表。何以知之？脉浮故知汗出解也前章论用药而愈者，此章论自愈者。

烧针令其汗“其”指针处，针处被寒寒气入针孔，核起而赤者因汗而阳气违背，然针处有寒，故阳气独屈曲于针处，于是其处作赤肿，必发奔豚。气从少腹上冲心者下部邪未解，今为上焦通，故郁阳求路尽上行，灸其核上各一壮灸以散外来寒气，与桂枝加桂汤，更加桂二两倍推阳之力，以解全体邪风。

火逆治误于灸火者下之火逆之人又下之，而作烦躁者，桂枝甘草龙骨牡蛎汤主之，因烧针烦躁者烧针则汗出，火加如此而若烦躁者，亦此方主之。二症皆已“被火”者，又加之一以“下”，一以“汗”，俱是亡津液之治，故以桂枝甘草汤救表虚，以龙骨、牡蛎收敛已散亡之津液，桂枝甘草龙骨牡蛎汤主之。

桂枝甘草龙骨牡蛎汤方

桂枝一两　甘草二两　牡蛎二两　龙骨二两

上为末金、石、骨、角诸坚硬物，不为末则无效，以水五升，煮取二升半，去滓，温服八合，日三服。

太阳伤寒者，加温针必惊也太阳伤寒，元阳郁甚之病，故加“者”字，以别太阳中风及阴症伤寒，此症若以温针徒亡津液，则阳气亦随亡，阴阳大虚，神不能安舍。邪气与火气，又时侵心而发惊，温针不如火迫之甚，所以不至狂也，邪犹在表，所以不谵语也。

太阳病，当恶寒发热，今自汗出，不恶寒，发热皆邪入深之候也，关上以察心下脉细数者细因虚，数因邪，以医吐之过也。一二日邪在太表之时吐之者，腹中饥胃中空虚故饥，口不能食因吐，而胸中虚邪因入而在胸；三四日邪稍入深之时吐之者，不喜糜粥邪乘虚入围胸，于是胸中热甚，不喜热食，欲食冷食，朝食暮吐胃中虚冷，所食之谷不化而在胃口者，久而吐之。以医吐之所致也，此为小逆。

太阳病吐之虽吐之，而非其症，故邪不解，但太阳病，当恶寒，今反不恶寒，不欲近衣，此为吐之内烦也。

病人脉数，数为热“热”谓真阳温暖气，当消谷引食，而反吐者，此以发汗令阳气微，膈气虚“膈”，胸膈也。胸膈，真阳所生，今发汗致真阳虚，邪因入围之，不得宣畅遂积成热，使脉数，脉乃数也此“数”，阳气为邪所围，成热令然者，而非前所谓真阳令然之“数”也。数为客热“客”指外来物之辞，即邪气之谓也，不能消谷，以胃中虚冷，故吐也膈气虚邪因入，邪所阻阳气不行，胃中遂虚冷，不能消谷。

太阳病，过经十余日似大柴胡汤之日数，心下温温欲吐似呕不止之症，而胸中痛似心下急之症，大便反溏以“溏”知上二症乃非大柴胡汤之症，腹微满，郁郁微烦正是大柴胡汤之症，而其所以然者，因吐下。先此时自极吐下者诸症皆吐下诸药之余力耳，非关邪也，故以此汤调和胃气，与调胃承气汤。若不尔者不历吐下者，是大柴胡汤症，而非调胃承气汤症也，不可与不可与调胃承气汤。但欲呕吐气未止，胸中痛吐后胸中津液大干，因作痛，微溏者，此非柴胡证似而非者，以呕故知极吐下也已溏矣，理当无呕，而今有之者，是为吐药余力可知也。“但”字以下，再言非调胃承气汤则不可。

太阳病六七日邪将实胃之日数，表证仍在，脉微而沉邪入血室使脉微沉，此表症仍在，而脉忽“沉微”，似欲结胸者，反不结胸，其人发狂者邪入血室，心脏为纷乱，神气失常，以热在下焦此章论邪从下焦入者，少腹当硬满邪入血室，下焦不通，则阳气郁，少腹乃硬满，小便自利者若不利者，其少腹满，小便令然，下血乃愈血下，气通，邪乃除。所以然者，以太阳随经“随”谓从表入膀胱，瘀热在里故也邪气从太阳随经入膀胱，于是下焦不通，阳气积成热，遂令血室之血滞瘀，故曰“瘀热在里”，而作发狂、硬满二症，抵当汤主之。

抵当汤方蛭、虻破血，桃仁率诸药，到下焦及血室，大黄下之。

水蛭三十个　虻虫三十个　桃仁二十个　大黄三两

上四味为末，以水五升，煮取三升，去滓，温服一升，不下再服。

太阳病略“六七日表症仍在”之七字，身黄脉沉结，少腹硬，小便不利者邪入下焦，阻隔阳气，不能推膀胱，即是前症。而无血者，其治在茵陈蒿汤所主，为无血也抵当汤不中与。小便自利，其人如狂者，血证谛也为有血，抵当汤主之。

伤寒邪重，故虽不经日，亦致血症有热，少腹满，应小便不利，今反利者，为有血也，当下之“之”指血，不可余药，宜抵当丸。

抵当丸方此方或作汤，或作丸者，非有意也。盖当时世间，有此方，或作汤，或作丸，但以不害方意，故本论两录之耳。

水蛭二十个　蛀虫二十五个　桃仁二十个　大黄三两

上四味，杵，分为四丸，以水一升，煮一丸，取七合，服之。晬时当下血，若不下者，更服汤已煮者，故用“再”字；丸未煮者，故用“更”字。

太阳病前章论小便利不利，故此章更细论之，以明少腹满之故，小便利者小便利者，以邪气渐进，阳气为出表，因推膀胱故也。于是热气蒸胃，故渴饮水多，多则留饮，阳气不能到心下，故悸，以饮水多，必心下悸，小便少者，必苦里急也饮水多，而小便不利，则必少腹满而里急。

辨太阳脉证并治下第七

篇中间论邪已除而患尚存者，然其患亦自有所属，则去“病”字，单称之太阳矣。阳明亦如此，但少阴病之“病”字，移置太阴下，则稳当，疑后人错置。

问曰，病有结胸邪结于胸，有脏结邪结于脏，“脏”者，盖谓胸腹内所在之诸脏腑也，非独指五脏，其状何如？答曰：按之痛阳气不得升散，而实于心下，故按之则痛，寸脉浮脉家，“寸”以察胸，此症胸中阳气为邪所抑，故激而见浮脉，关脉沉脉家，“关”以察心下，此症心下阳气为邪所塞，故伏而见沉脉，名曰结胸也。何谓脏结？答曰：如结胸状，饮食如故邪气不在胃口故也，时时下利脏气不行，胃中失运化，寸脉浮，关脉小细沉紧虚且带邪，名曰脏结。舌上白苔，滑者难治阳气微，故舌上不干燥，此虽有苔而不可攻，所以难治也。

脏结无阳证阳气微，不往来寒热邪不在三焦，其人反静表里三焦皆无邪，阳气无所郁，故不烦，舌上苔滑者，不可攻也。

病发于阳，而反下之邪在表之症，反下之，徒击里阳，则实人犹邪乘之，热入拒邪于表之热，因下而入，因作结胸邪者欲入，阳者欲出，正邪相拒，故邪结于胸，热实于心下，病发于阴，而反下之，因作痞阳气微者不成热，故邪虽入而不能相拒，以实于心下，所以成结胸者，以下之太早故也。

结胸者，项亦强心下急迫之所为，如柔痉状项强，下之则和心下开通，则项亦和，宜大陷胸丸用丸者，其症不急故也。

大陷胸丸方大黄下热，葶苈、甘遂下水，芒硝碎结，杏仁降气，白蜜护咽。

大黄半斤　葶苈半升　芒硝半升　杏仁半升

上四味，捣筛二味，内杏仁、芒硝合研，如脂和散，取如弹丸一枚，别捣甘遂末一钱匕，白蜜二合，水二升，煮取一升，温顿服之，一宿乃下。如不下，更服取下为效，禁如药法禁如药法四字未考。

结胸证症已脉未，其脉浮大者“浮”，邪仍在表也；“大”，虚也，不可下下之则残邪复入，虽入而其人虚，故不可再用大陷胸之药，是所以在死法，下之则死。

结胸证悉具，烦躁者津液干燥亦死前章用大陷胸故津液虚，此章虽未用大陷胸，而其人本虚，不堪大攻击，又不可他药，此亦所以在死法也。

太阳病虽下之不太早，亦有偶成结胸者，脉浮而动数邪在表，而津液干燥之脉，浮则为风太阳中风，数则为热热自发，动则为痛邪在表而津液干燥，故阳气不易行，数则为虚阳盛，阴虚。头痛发热太阳之症，微盗汗出是结胸阳明变转之歧路，自汗将至，此症以经日久，津液虚，故稍见阳明症，而反恶寒者表未解故，表未解也。医反下之，动数变迟三脉俱属虚，而以下之，故表变里，膈内拒痛下之，故胃中空虚，客气乘之而动胸膈，于是膈内拒痛，短气躁烦，所谓“客气”即邪气也，胃中空虚，客气动膈，短气躁烦表里津液干燥，且邪气迫急，心中懊憹二阳皆有上诸症也，而结胸者大陷胸汤，发黄者栀子豉汤，阳气内陷，心下因硬，则为结胸，大陷胸汤主之。若不结胸，但头汗出，余处无汗，剂颈而还，小便不利，身必发黄也是栀子豉汤症也。

大陷胸汤方

大黄六两　芒硝一升　甘遂一钱

上三味，以水六升，先煮大黄，取二升，去滓，内芒硝煮一两沸，内甘遂末，温服一升，得快利，止后服。

伤寒六七日邪将入阳明之日数，然而正气充实人，正邪不直易地，反遂成结胸，结胸邪结于胸热实热实于胃，脉沉邪令然而紧津液干燥令然，心下痛，按之石硬者，大陷胸汤主之热实则陷胸汤，邪实则承气汤，自有差别。

伤寒十余日，热结在里即结胸也，复往来寒热者邪未离少阳，与大柴胡汤。但结胸无大热者“大热”，谓大表弥漫热，此为水结在胸胁也小陷胸汤之症。但头微汗出者急迫甚，阳气熏蒸头上者，非大陷胸汤不可除，大陷胸汤主之。

太阳病，重发汗正虽太阳之治而重之，故表虚，而复下之误治里虚，不大便五六日，舌上燥而渴，日晡所小有潮热以上调胃承气汤症，从心下至少腹硬满，而痛不可近者阳气为邪所围急，大陷胸汤主之。

小结胸病邪微者，正在心下邪微，故寒若在傍，则不足言结胸，按之则痛邪微，故若不按之，则阳气能自穿达，不作痛，脉浮滑者穿达故“浮”，充溢故“滑”，此二脉大陷胸汤“沉紧”反对，小陷胸汤主之。

小陷胸汤方黄连推心下除热，半夏燥水引阳，瓜蒌实生津降气。

黄连一两　半夏半升　瓜蒌实大者一个

上三味，以水六升，先煮瓜蒌取三升，去滓，内诸药，煮取二升，去滓，分温三服。

太阳病，二三日不能卧，但欲起此心下水结故也，太阳病兼水气者，小青龙汤之症也，心下必结，脉微弱者脉当浮而反微弱，此本有寒分也虽心下结，而其脉微弱者，属太阴，当温之症也。不用“水气”二字，而用“寒分”字者，以其心下结，或系小青龙汤，或系太阴病故也，反下之医见心下结，以为痞误下之，若利止，必作结胸表热入作小结胸。未止者，四日复下之二三日下之，至四日，其利当止，而未止者，医恐其结胸，四日复下之也，此作协热利也水谷与热协和而下，因作表里俱虚之症。“必结”之下，“复下之”之下，皆略“也”字，唯“寒分”之下置“也”字，是其一句以持插故也。

太阳病下之，其脉促热不入故，不结胸者不胸满也，此为欲解也邪微阳实，故虽下之，而热不入，犹能从表散。脉浮者略滑字，必结胸也下之脉浮滑者，成小结胸。脉紧者少阴病，必咽痛。脉弦者少阳病，必两胁拘急。脉细数者浮变为细者，阳虚也，故不结胸，而邪则仍在太阳，头痛未止。脉沉紧者少阳病，必欲呕。脉沉滑者邪气乘虚而进，故表热入胃，暂时里气溢，协热利。脉浮滑者血分充溢，必下血脉紧以下，皆后人之手。

病在阳，应以汗解之，反以冷水潠之，若灌之，其热被劫不得去冷气压肌肤，其热不得化去，弥更益烦腠理闭，故里阳益郁，肉上粟起表阳潜行，皮肤陷没，故毛孔自竖起，意欲饮水烦故也，反不渴者其欲水，非因胃中干燥，故不渴，服文蛤散为除烦而姑服此药。不论本病，姑先治标症者，书“服”，是本论文例；若不差者服文蛤散，烦犹不差者，以表未和又邪与水留心下故也，与五苓散治本病。寒实结胸，无热证者兼表者，五苓散。唯邪与水实于心下，不兼表者，小陷胸汤或白散，与三物小陷胸汤。白散亦可服“白散”本治出浊唾腥臭者之方，今借以除寒实，故曰“亦可服”。

文蛤散方川文蛤善收敛，今用之治烦，犹阿仙药疗酒醒也。

文蛤五两

上一味，为散，以沸汤和一钱匕，服汤用五合。

白散方桔梗升阳，巴豆下水，贝母燥痰。

桔梗三分　巴豆一分　贝母三分

上件三味，为末，内巴豆更于臼中杵之，以白饮和服，强人半钱，羸者减之。病在膈上必吐，在膈下必利，不利进热粥一杯，利过不止，进冷粥一杯。身热皮粟病在阳者，假令其症似不属汗治，亦必应有桂麻可行之日，而误遽潠灌之，因反作身热皮粟之症，而表邪则犹不解不解，欲引衣自覆者潠灌后，表邪不解，恶寒者，五苓散当与。而医犹以为潠灌不足，而再潠灌之，则益令热不得化去，若以水潠之、洗之后人代“灌”字以“洗”字者，恐读者以“灌”误看为“强饮”之义也，益令热劫不得出，当汗而不汗，则烦此一句，示烦之常理。假令汗出已与五苓散已，腹中痛汗出小便利，津液干而成太阴病者，与桂枝加芍药汤。今不举方名者，以此症本桂枝所主故也，加芍药三两如上法如桂枝汤法。

太阳与少阳并病，头项强痛太阳之症，或眩少阳之症冒三焦闭塞，神气不应表，时如结胸非真结胸，心下痞硬者太阳未解，少阳亦闭塞，故阳气郁于心下，当刺大椎第一间，肺俞二穴除太阳之邪、肝俞此除少阳之邪，盖太阳邪，从上二穴而去，少阳邪亦向表，故道之肝俞而除之，慎不可发汗，发汗则谵语用桂麻，故阳气大出表，因汗出里液亦干燥，则虽邪未入胃，亦能一时作谵语，脉弦津液干燥，五六日渐将入阳明谵语不止续不止，遂成阳明本分谵语，当刺期门刺以泻少阳实，但邪方向里，故肝俞不足除邪。

妇人中风能久相持，以中风故也，发热恶寒表症，经水适来，得之“之”，指经水七八日经水当自止之日数，热除而脉迟血虚，热随入经，故脉不利身凉经脉为客气所塞，阳气难连表，胸胁下满，如结胸状经气不利，心下因结，谵语者心血为热沸腾，神不得宁，此为热入血室也经脉谓之血室，当刺期门，随其实而泻之不欲漫用药，攻无疾之地。

妇人中风七八日得病七八日，是大凡中风转少阳之日数，续得寒热自恶寒发热，至往来寒热，相接续无有身凉之日，发作有时渐见少阳症，经水适断者未至期而断者，热遏之也，此为热入血室，其血必结残血，为热所结而瘀，故使如疟状，发作有时有结瘀，故邪不能悉入经脉，仍在少阳之分，于是见如疟状之症，小柴胡汤主之邪仍在少阳之分，故不得专刺期门。

妇人伤寒转属急，不似前章缓，发热示初太阳症，经水适来，昼日明了昼则腠理开通，阳气宣畅，神亦安宁，暮则谵语如见鬼状者夜则腠理闭塞，阳气郁屈，心血为沸腾，此为热入血室经水适来，故邪从下焦入，无犯胃气，及上二焦禁行承气汤及柴胡汤，必自愈，因经水通，邪入血室，因经水通，邪去。犹因下利，邪入里，又因下利邪去。

伤寒六七日深于小柴胡汤位一等，发热微恶寒，肢节烦疼太阳症也，微呕，心下支结少阳症也。其“结”者，以邪深且兼表故也，外证未去者未可用大柴胡汤，柴胡加桂枝汤主之似二阳并病。

伤寒五六日少阳之日数，已发汗得病二三日之时，已行发汗，而不得其法，故表虚，而复下之复虚里，胸胁满转属少阳，微结其结者，以表虚故也。前章“结”从实，此章“结”从虚，故有支、微之别，小便不利津液干燥，渴而不呕无水故不呕，但头汗出身体已枯燥，但头诸阳所会，故有微汗，往来寒热，心烦者邪在少阳之症，此为未解也表里已虚之人，恐医观以为诸症皆从虚而起者也。故特插此句，以示仍带邪，柴胡桂枝干姜汤主之。

柴胡桂枝干姜汤方邪位在少阳，故柴胡主之。又合桂枝甘草汤以救表，又加干姜、牡蛎、瓜蒌根以救里。

柴胡半斤　桂枝三两　干姜三两　瓜蒌根四两　黄芩三两　牡蛎三两　甘草二两

上七味，以水一斗二升，煮取六升，去滓，再煎取三升，温服一升，日三服，初服微烦正气复，而与邪争，复服汗出便愈阳气益复，津液亦生，邪便除。

伤寒五六日少阳之日数，头汗出肢体皆为邪所围，但头诸阳所会，故独汗出，微恶寒，手足冷二症皆阳气微结故也，心下满阳气不能达表，故实于心下，口不欲食邪未入胃，故腹中不甚恶食，大便硬津液干燥，脉细者盖小细沉紧脉，今独揭“细”者，以少阳篇中有细脉，又其似少阴故也。此章虽未历汗下，而平素虚弱，其阳微，最似前章，此为阳微结阳气之不能四布也，邪气结之令然。加“微”字者，同前章之“结”也，必有表复有里也其脉细者，阳微结故也。试以症照之，表里俱见，盖纯阴不得复有外症，乃知此非少阴也，脉沉亦在里也小细沉紧中独揭“沉”，以示邪半在里，亦字应大便硬。汗出为阳微汗出，头汗出也。阳气充实人，则能自疏通三焦，汗出而解，若不能疏通，则为大结胸也。今邪围少阳，肢体不得汗，但头汗出而不见二症者，此人元虚弱阳微故也，假令纯阴结“纯阴”指少阴病，不得复有外证，悉入在里少阴病，此为半在里，半在外也此症，邪正在少阳，故可与柴胡汤也。脉虽沉紧症已似少阴，脉亦似，不得为少阴病，所以然者，阴不得有汗，今头汗出，故知非少阴也，可与小柴胡汤病正在少阳，而更带虚，故加“可”字。设不了了者，得屎而解添此二句者，盖此人旧虚，故虽邪去，而尚须津液自复，而后始得了了。

伤寒五六日少阳之日数，呕而发热者“呕”，少阳之呕。不曰“往来寒热”，而曰“发热”者，为明邪未全离太阳而成结胸之张本①也。插“而”字者，有少阳症，又兼太阳症也，柴胡汤证具见二症，而且具胸胁苦满、不欲饮食等之症，则虽发热，亦从少阳治法而可也，而以他药下之，柴胡症仍在者，复与柴胡汤。此虽已下之，不为逆柴胡者，和法，故虽误治后，而有其症，则用之不为逆，必蒸蒸而振，却发热汗出而解。若心下满，而硬痛者，此为结胸也热忽入，大陷胸汤主之。但满而不痛者，此为痞取下多故也，柴胡不中与之满而不痛，似胸胁苦满及心下急，故插此一句，宜半夏泻心汤痞，泻心汤所主，今此症历太阳及少阳，故虽痞症，而不可一泻心汤。所以用“宜”字也，乃干姜复里阳，人参生津液，甘草、大枣和胃，其君半夏者，以下后胃中虚水气易留故也。

半夏泻心汤方

半夏半升　黄芩、干姜、人参以上各三两　黄连一两　大枣十二枚　甘草三两

上七味，以水一斗，煮取六升，去滓，再煮“煮”，疑当作“煎”，取三升，温服一升，日三服。

太阳少阳并病此章，前章之解也。呕即少阳症，发热即太阳症，今不复说症，故去“与”字，而反下之，成结胸，心下硬此即“心下满而硬痛”之略文也，下利不止取下多故，水浆不下下利不止，故热不郁，其人心烦热不郁者，当

① 张本：日语汉字词，“罪魁、本源”之意。

不作烦，故插“其人”二字。今反作烦者，是虚烦也。脉浮而紧“浮”，太阳脉；“紧”，少阳脉。插“而”字，以明非麻黄汤之脉。今以脉察之，邪未离少阳，当与柴胡汤也，而复下之若误为烦，里邪令然，而下之，则里阳益虚，紧反入里，则作痞“紧”，津液干燥之脉，属虚者复下之，则不能成结胸，乃作痞，按之自濡，但气痞耳虽满而无水，但微阳为邪所压，而痞于心下也。成本“心烦”下加一圈，恐衍，当削之为一章看之也。

太阳实人，故用十枣汤，若虚人，则用猪苓汤中风中风，故止痞，若伤寒，则必成结胸，下利呕逆水甚多，故表邪迫里，则作此症，表解者，乃可攻之用十枣汤即是也。其人以下说表解后之症也。表已解，则下利呕逆亦差，但有漐漐以下症漐漐汗出，发作有时水阻阳，故令汗出有时，头痛水阻阳，令其不能四布，故阳升冲头，所以有痛也，心下痞中风邪微，虽有水而不能成结胸硬满，引胁下痛邪虽微而带水，故见症如此，干呕短气水令然，汗出不恶寒者再言汗者，汗、头痛俱最，疑太阳，故结以不恶寒一症，而示上二症，亦非太阳之微，此表解里未和也，十枣汤主之。

十枣汤方三物逐水，大枣护咽。

芫花　甘遂　大戟　大枣十枚

上三味，等分，各别捣为散，以水一升半，先煮大枣肥者十枚，取八合，去滓，内药末，强人服一钱匕，羸人服半钱，温服之，平旦服先食服者，以便于逐水故也。若下少，病不除者，明日更服，加半钱服一钱半，得快下利后，糜粥自养。

太阳病，医发汗盖用麻黄汤，然不知药少病不愈，反自以为误治，而遽用下剂、若烧针，其为尝自用麻黄汤，故转治法急，遂发热恶寒未发热之症，得汤而始见热，因复下之，心下痞亡阳人，虽下之而不能成结胸，表里俱虚，阴阳气并竭阴气指润泽，阳气指温暖。无阳则阴独“阴”指身体发肤，凡人身阳气竭，则阴质独存，即死人也。上“阴阳”谓气谓用，下“阴阳”谓质谓体，复加烧针医用麻黄汤，见症加，以为治不得法，而遽行烧针，表阳遂极虚，因胸烦不犯里，故不曰“心”，而曰“胸”，面色青黄“青”，虚甚也；“黄”，火毒也，肤瞤者极虚，故微阳力不足，使筋肉瞤，唯肌肤瞤，难治；今色微黄，手足温者太阴症，易愈表里俱虚者死，表虚甚者难治，不甚者易愈。

心下痞不因下而痞者，用攻击剂，按之濡无水故濡，其脉“痞”，元虚症，脉当沉，而今“浮”，故加“其”字关上浮者结胸曰“寸脉浮”，今曰“关脉浮”者，“痞”，元虚症，其邪之结，低于结胸一级故也，大黄黄连泻心汤主之。

大黄黄连泻心汤方邪低且无水，故大黄下邪，黄连降上逆。

大黄二两　黄连一两

上二味，以麻沸汤二升，渍之须臾，绞去滓，分温再服痞，元虚症，不欲大泄下，故不煮服。

心下痞略“按之濡”之三字，而复恶寒汗出者邪侵里之后，阳气犹不旺于表，而见此二症。“痞”，元里虚，今复兼表，故插“而复”之二字，附子泻心汤主之表虚，故不得已用附子，而痞固不好附子，故加黄芩，以清解郁热。

以本下之虽误下，而邪未入里，故心下痞里阳虚，水留作痞，与泻心汤。痞“痞”，因水，故泻心汤，不效不解邪未解，其人渴而口燥烦表仍有邪有热，而里虚津液不继，故作口燥烦之症，加“口”字者，以系表热故也，小便不利者，五苓散主之。

伤寒以大邪后，故里虚，至见以下症，汗出此二字，见表亦虚解之后，胃中不和邪虽解而阳气虚，故不能化饮食，心下痞硬有物故硬，干噫食臭食不化，顽然在胃口，胁下有水气胃口有食，肠中有水，腹中雷鸣肠中虚松，故气推则作声，下利者胃阳不行，生姜泻心汤主之生姜鼓舞胃阳化食。

伤寒中风误下作痞，不独太阳，医自为之，故见痞乃攻反下之误用巴豆之丸，其人下利日数十行服药之日，大下数十行，谷不化胃中所在之食物，一日下利尽，腹中雷鸣，心下痞硬客气上逆而满，干呕心烦不得安邪尾仍围少阳，虚阳不能四布，故作满、干呕、心烦。插“而”字者，为示其因之异也，医见心下痞，谓病不尽，复下之医见下后作痞，因与大黄黄连泻心汤，其痞益甚再用利药下之，里阳重虚，其少阳之邪随入，故痞益甚，此非结热非邪结热实者，但以胃中虚，客气上逆，故使硬也“客气”，客邪之气也，虚阳戴邪而上逆，甘草泻心汤主之再误利药，故以甘草、干姜复里阳，半夏燥胃，芩、连推心下而除痞。盖此方主温而兼攻痞。

伤寒伤寒，故虽利不止，亦能作痞服汤药“汤药”，盖大承气汤之辈也。今书“汤药”者，明寒药虚里之甚也，下利不止止者，作结胸，心下痞硬，服泻心汤已大黄黄连泻心汤，功成邪除，复以他药下之再下之，故津液虚。精神未了了者，误认以为病不尽，而复用调胃承气之辈下之，利不止三行寒药，里阳大虚，中下二焦俱不守，医以理中与之见利不止，始觉三行寒药之误，因与理中丸，利益甚阳聚胃，水逃肠，而下焦不守，膀胱亦已失职，故下利益甚。理中者，理中焦，此利在下焦，赤石脂禹余粮汤主之禹余粮固大肠，赤石脂引禹余粮到大肠，又兼收敛。复利不止者，当利其小便导之膀胱，则胃阳随畅及肠，而下利止。曰“利小便”者，盖谓用真武汤之类。

赤石脂禹余粮汤方

赤石脂一斤　禹余粮一斤

以上二味，以水六升，煮取二升，去滓三服。

伤寒见邪进急吐下后误攻无疾之地，发汗后表亦误，然邪未全入里，故虽后，而不为无效，虚烦脉甚微，八九日虚烦脉甚微，此向死，而若过期至八九日，则里阳渐复，而作以下症心下痞硬虚阳令然，胁下痛津液干燥，气上冲咽喉阳气不得从经脉，但遵大路，眩冒津液干燥，经脉不利，阳气不能充头，故作眩，神气失所依，不能达表，故作冒。盖眩冒者，阳气欲行，不得行，则作焉，少阳亦有此症，理同，经脉动惕者津液未复，阳气不易行故也。阳症发汗过多者，亦有此症，理同，久而成痿津液大虚，幸不即死，卒成痿。盖经干之极，至筋枯，则虽里阳复，而不能复遵旧路，四肢乃废。

伤寒邪本重，故解后见虚发汗，若吐若下伤寒发汗邪已解矣，然邪本重故稍有侵里者，医不知其侵里之微，误以为残邪犹大，而用大承气汤、瓜蒂散之辈，故致表里虚，解后心下痞硬，噫气不除者气噫而痞不除者，以津液虚，里阳不能四布故也，旋覆代赭石汤主之特举二物之名，以示异生姜泻心汤之意。

旋覆代赭石汤方旋覆花迎胃阳令之通，代赭石镇压虚气上逆，其他如生姜泻心汤之意也。盖彼未犯下，且胃中不和甚至作下利，故用芩、连急攻痞。此内外大虚，而其症不急，故代苦寒以二物。

旋覆花三两　人参二两　生姜五两　半夏半升　代赭石一两　大枣十二枚　甘草三两

上件七味，以水一斗，煮取六升，去滓再煎虚人用石药，故再煎，取三升，温服一升，日三服。

下后“下”字之上，略“伤寒发汗”之四字，不可更行桂枝汤邪所在深，故不欲徒虚表，是所以不可更行发汗剂也，若前章以汗下邪解，今若不解而见以下之症，则可与麻杏甘石汤也汗出而喘，无大热者，可与麻黄杏子甘草石膏汤未历下者，此汤所主，已历汗下者，又以麻黄疏通权也，非正治。

太阳病，外证未除，而数下之未转阳明，而遽下之，故不曰未解，而曰未除，遂协热而利邪入，热不支而下利，利下不止热利下而不止，里阳遂虚，心下痞硬虚阳上逆故痞，邪塞故硬，表里不解者热除邪存，是近少阴病，故治从温胃以除邪之法，桂枝人参汤主之。

桂枝人参汤方桂枝甘草汤以防表邪入，理中汤以温里寒。

桂枝四两　甘草四两　白术三两　人参三两　干姜三两

上五味，以水九升，先煮四味，取五升，内桂以气成功，故忌久煮，更煮取三升恐脱"去滓"之二字，温服一升，日再夜一服补药，故等服间。

伤寒大下之后暴攻，复发汗，虽后亦邪减心下痞不成结胸者，以邪未全入里故也，恶寒者，表未解也示恶寒不因虚。不可攻痞恐表邪复入里，当先解表，表解乃可攻痞。解表宜桂枝汤中风主药，故曰"宜"，攻痞宜大黄黄连泻心汤历汗下，故曰"宜"。盖虽已历汗下，而不至大虚，故不中行半夏泻心汤。

伤寒发热不举恶寒，而举发热者，示本属实也，汗出发汗不得法，徒令表虚而已不解，心下痞硬表液干燥，里阳郁屈，呕吐而下利者邪首入里，里阳欲出表，而少阳仍有邪围，故吐且利。其理犹二阳合病自吐自利者也，大柴胡汤主之本章误下者，故心下急、郁郁微烦；此章误汗者，故有痞硬、吐利。盖津液之亡，自有表里之别。

病通三阳三阴之辞如桂枝证是故属太阳篇，头不痛，项不强表已除，寸脉微浮表已除故微也，寒抑阳故浮也，此似桂枝脉，胸中痞硬寒围胸，故阳气郁，气上冲咽喉不能四布，故唯遵大路，不得息者肺管不利，此为胸有寒也"寒"，谓邪也，不直言"邪"者，以章首已曰"病"故也。或饮或痰或宿食，邪所依不一，而皆能阻阳之物，乃泛言“寒”，以通于诸篇，当吐之，宜瓜蒂散瓜蒂散元吐宿食在上脘者之药也，今虽无宿食，而亦胸中有邪，故借用以吐之，故曰“宜”。

瓜蒂散方瓜蒂苦寒，抑阳而激之，赤小豆甘腥，以助吐。

瓜蒂一分　赤小豆一分

上二味，各别捣筛，为散已，合治之别捣而后，合治之，“治”谓治纷乱，取一钱匕，以香豉一合香豉护胃，用热汤七合，煮作稀糜，去滓，取汁和散，温顿服之。不吐者，少少疑衍一“少”字加加前服也，得快吐乃止。诸亡血虚家，不可与瓜蒂散恐竭津液。

病胁下素有痞，连在脐傍脏素津液虚，阳气不易行，渐作气痞，气积则遂连及脐傍，痛引少腹，入阴筋者痞塞则脏益虚，方此时外偶有感风寒，则其邪之侵入，必先于阳虚之处，于是遂成脏结。诸脏为邪所袭，正气益不通，则屈曲郁闭，不唯脐傍，溢及阴筋，其作痛者，与邪争也，此名脏结，死此为邪结于脏而死也，非为痞死。前诸章皆论痞，故今又举一种痞，以尽其变。

伤寒病通三阳而论之，故曰病，其邪能竟表里，故曰伤寒，若吐若下后虽误下之，里阴颇虚，而其人素实，故表邪不得直入里，七八日不解，热结在里日久表邪渐迫里，故阳气成热而结于里，表里俱热里阳积者出表，表亦有邪，故热，时时恶风以未发汗大表不和，故虽作热，亦时时恶风，大渴里阴虚乏，且表里俱热故也，舌上干燥而烦里虚表郁，则口舌最燥烦。口舌之烦，犹五苓散之章之理，欲饮水数升者，白虎加人参汤主之历攻击，故加人参以补津液。

伤寒盖初麻黄汤之症，而其人则津液旧微虚者无大热表热为邪所抑，故伏于里，口燥渴邪迫少阳，胃中热甚，心烦溢于里之热欲出表，而津液旧虚之人经络不利，阳气乃郁于心胸，背微恶寒者背者，元阳气之所背，加之邪气与表虚，故益不能达，白虎加人参汤主之加人参补津液，令里阳依之以达大表。前章里虚表郁，此章表虚里郁，并举以尽其变。

伤寒此章论麻黄汤、白虎汤之别，以释前二章脉浮，发热无汗此脉症，麻黄、白虎俱有之，而加之以脉紧、恶寒、喘则麻黄，以渴欲饮水则白虎，其表不解者指其表者，即所谓脉紧、恶寒、喘也，不可与白虎汤略“加人参”之三字者，以表里之别，不在人参而在白虎也。渴欲饮水即前章所谓”渴欲饮数升者也，无表证者表症，所谓脉紧恶寒喘也。此已伤寒，则初必有脉浮紧、发热恶寒、无汗而喘之症矣，故论麻黄汤则曰已解未解。今论白虎汤，则此已是三阳合病之症，不必具太阳伤寒全症矣，故曰有无，白虎加人参汤主之此曰加人参，以明释前章。

太阳少阳并病再出，故略“与”字，心下硬论痞硬来，故先举此症，以成篇次。二阳并病，故心下硬，其理见前，颈项强邪入少阳，而仍微兼太阳，则必颈项强，专太阳则项强颈不强。盖邪入少阳，则三焦俱闭塞难通，且表仍有邪围，故阳气欲升难升，诸经俱满而至强直。若太阳病，则三焦不塞，其表亦阳气之所向者，邪不能遏，故颈不强而眩者前主“头项强痛”论之，故太阳为主；此主“心下硬”论之，故少阳为主。乃代“或”字以“而”字，又去“冒时”“如结胸”二症，当刺大椎、肺俞经日久，邪亦渐减，故治表则里阳发达，三焦乃通，少阳自解，慎勿下之恐医见心下痞硬用泻心汤，故特戒之。

太阳与少阳合病二阳为邪所塞，胃气不运，所以下利也，自下利者太阳阳明合病者，下利其正症也。少阳合病，则邪未入里，故不必下利，故除“病”下之“者”字，而置“利”下，与黄芩汤症急故无变化，故曰“与”。若呕者“呕”，如太阳阳明合病之理也，彼曰“不下利但呕”，此曰“若”，盖初曰“必”，故不下利而呕者，不得单曰“若”，黄芩加半夏生姜汤主之虽呕，亦尚不离黄芩汤中之治法，故曰主之。

黄芩汤方黄芩微击里阳，则少阳之邪随将入，乃因其邪之动摇，而里阳激发，遂连太阳少阳，而送邪于表。芍药聚津液，供里阳激发之用，甘草、大枣养胃。

黄芩三两　甘草二两　芍药二两　大枣十二枚

上四味，以水一升，煮取三升，去滓，温服一升，日再夜一服击里阳频，则邪随入，故不得频服。以治法浅深，为篇次。若呕者，加半夏半升，生姜三两。

伤寒胸中有热此人表液旧虚，胸中阳气不易四达，而又邪从中焦入胃，故阳不能到胃，胸中益热，胃中有邪气邪入胃过半，而其尾仍在三焦，腹中痛，欲呕吐者残阳仍在胃中者，触邪而作痛，又作呕，黄连汤主之。

黄连汤方黄连推胸中热，则胃口之邪暂开，于是上下之阳气相合成一，其力能穿通中焦。干姜复里阳，人参生津液，桂枝、甘草补表，令郁阳四达。大枣养胃，半夏燥水气。此以胃中为邪所并，乃令水气浸淫故也。

黄连、甘草、干姜、桂枝各三两　人参二两　半夏半升　大枣十二枚

上七味，以水一斗，煮取六升“六”当作“五”，疑传写误，去滓，温服一升，日三服，夜二服取已入之邪于表之方，故令药不断于胃中。

伤寒八九日以经日久，故大邪虽解而表虚不少，湿邪因表虚而入，与残邪相搏，搏普击也，言相合，风湿相搏，身体疼烦，不能自转侧表液本虚，且湿与风并塞，阳气不易行，而作疼，又作烦，不呕示非太阳伤寒全症不渴示邪不在少阳，脉浮虚而涩者“浮”，邪不入里之脉也；“虚”，经日久而邪解过半也；“涩”，津液干燥且带邪也。插“而”字示风湿之别，桂枝附子汤主之桂枝、甘草补表虚，附子助阳燥湿，大枣养胃，生姜鼓舞胃气，若其风邪则四两之桂，足驱之。若其人邪在表而见里症，故曰“其人”大便硬津液干燥，小便自利者已曰大便硬，疑干燥甚，故特举小便之利，以示其阴不全竭，去桂枝加白术汤主之初汗出，故津液干燥，大便因硬。今桂、附并用，则恐或有微汗出，乃代“桂”以“术”，而专燥湿。

桂枝附子汤方

桂枝四两　附子三枚　生姜三两　甘草二两　大枣十二枚

上五味，以水六升，煮取二升，去滓，分温三服分二

升为三，则一服七合弱也。方中多附子，故恐其瞑眩，徐徐服。此章已曰“伤寒”，当曰“寒湿”而曰“风湿”者，寒湿别为一病名，故恐混之，而代“寒”字以“风”字。且伤寒八九日，尚次太阳，则其势已去，轻于伤寒可知也，于是称“风”亦不妨。

风湿相搏此人虽不历大病而素虚弱，故风与湿相续而入，骨节烦疼论中曰“骨节”，则必先烦后疼，是骨节者，肢体动转之机关，最当滑泽。而今津液干燥，风湿塞，故气血凝涩，而作烦，摇之则又作疼，掣痛欲摇之，则如有物掣之而作痛不得屈伸，近之则剧痛，汗出表不和郁甚，遂蒸汗而出短气湿塞腠理，小便不利表阳不行，且蒸汗多故，恶风不欲去衣中风兼湿，故恶风甚，或身微肿者湿多者，遍身见微肿，而固非水病，故“肿”字上加“微”字。此章比前章邪深症重，盖前章者其人素实，但得伤寒且经日久，故渐虚至此者也，而其邪亦稍退。此章其人素虚，故经日未久而俄至此者也，而其邪亦渐进，故虽中风而比前章表郁更甚矣，甘草附子汤主之。

甘草附子汤方方意大抵似前方，而此方主甘草者，以其人素虚故也。减附子者，亦恐瞑眩也。去生姜、大枣者，减附子也。

甘草二两　附子二枚　白术二两　桂枝四两

上四味，以水六升，煮取三升，去滓，温服一升，日三服。初服得微汗则解中风未取汗，故服之求汗，然以素虚故，又恐汗多出而益虚，乃加“微”字，以戒多汗，能食术、附效见，汗出药得食而表发，汗出多则津液更燥，里阳复郁复烦者，服五合少服药，令郁阳到表，恐一升多者，宜服六七合为妙尚恐瞑眩者，仿前章服法亦可。

伤寒见邪势急脉浮滑对前章浮涩成篇次。盖表邪渐进，过三焦，则里阳窘甚，其溢者从经络出，表为热，于是表热里寒。其指里者，盖膈膜内也，里阳从经络穿邪而出，故脉作浮作滑。今以脉察之，胸中胃中，仍有阳气，非彼里阳已散，寒邪实胃之比也。何以知之，以脉与药又置之太阳篇中故知也，此表有热，里有寒此章症见热，故论热下有寒，厥阴篇其症见厥，故论厥下有热。而其胸中胃中皆阳气窘迫之人，故处方无有异，白虎汤主之石膏去伏阳，令其激发，知母清凉滋润，疏通三焦，融和津液，令里阳与表热相合而除寒，甘草养胃，胃不习石药，故加粳米以护之。

白虎汤方

知母六两　石膏一斤　甘草二两　粳米六合

上四味，以水一斗，煮米熟，汤成去滓以米熟为度，故无取三升之语，温服一升，日三服。

伤寒见大汗亡津液，脉结代，心动悸“心”，心中也，“动悸”，动而又悸也，以血液虚故然也，炙甘草汤主之。

炙甘草汤方甘草和胃生津，且欲其气味通达，故炙之。生姜鼓舞胃气，桂枝佐甘草走表而补其虚，人参生津回阳，地黄、阿胶补血生肉，麦门冬、麻子仁滋润肠胃，大枣养胃。是专滋补之药，恐泥，乃加酒以助运行。盖脉结者，气欲行而血涩也，故主滋补而立方。

甘草四两，炙　生姜三两　桂枝三两　人参二两　生地黄一斤　阿胶二两　麦门冬半升　麻子仁半升　大枣十二枚

上九味，以清酒七升，水八升，先煮八味，取三

升，去滓，内胶烊消尽，温服一升，日三服。一名复脉汤。

脉按之来缓急而结者名促，故先举缓，以示其属虚，而时一止复来者，名曰结疑“结”字下脱“代”字。本论已称结代，故后人先释结代之象，重又细释结与代有阴阳之别，盖纲目文也。又脉来动“动”，脉动也而中止，更来小数“中止”，故小数以足其常数，中有还者反动中止者，尚能自足其数而来动，故曰自还，名曰结阴也“阴”，疑当作阳。脉来动而中止，不能自还中止者，至此而尽，不能自足数以往还，因而复动更自体中来出而动，名曰代前者罢，后者代，阴也，得此脉者，必难治。

辨阳明脉证并治第八

表邪进实胃，胃阳逃出于表，溢而作热者，谓之阳明。盖阳实人，其邪微则不得入里也，故阳明有伤寒，而无中风。篇中有之者，皆引而致者，非中风之邪自能然也。

问曰：病有太阳阳明，有正阳阳明，有少阳阳明，何谓也本论分太阳为三段，今亦细分阳明为三段者，盖后人仿太阳例也，然非本论之意？答曰：太阳阳明者，脾约是也脾约者，津液干燥，大便难出，似脾胃约之也。此太阳病中，发汗过多，亡其津液，虽邪已解，大便作硬，则不得不曰里症，乃谓之太阳之阳明。其药则调胃承气汤、麻仁丸之辈；正阳阳明者，胃家实是也邪剧，故里阳不能拒之，遂入而实胃也。此伤寒发热无汗，呕不能食，而反汗出濈濈然者也。阳明之真者，乃谓之正阳之阳明，非少阳之阳明，其药则大承气汤；少阳阳明者，发汗利小便已，胃中燥烦实、大便难是也燥者，热未除津液先虚也；烦者，表液干燥，里阳不能依以出而郁也；实者，邪乘虚入而实于胃也。此邪在少阳之时，误治虚其里，令少阳邪遂得入里也，乃谓之少阳之阳明，其药则小承气汤，蜜煎导之辈。

阳明之为病，胃家实也此书已名以伤寒，主外感而立言，读之者皆知邪犯表，故太阳篇唯举症。若阳明则邪在里，故独举邪之所在，而其症略之。问曰：何缘得阳明病？答曰：太阳病发汗，若下，若利小便，此亡津液，胃中干燥，因转属阳明胃中干燥，胃阳无所依故出表，于是邪得入里。不更衣，内实邪实于胃，大便难者胃中干燥，阳气在外，此名阳明也。

问曰：阳明病外证云何问本论阳明病云云，何等症也？答曰：身热，汗自出，不恶寒，反恶热也。

问曰：病有得之一日，不发热而恶寒者，何也盖弟子尝有治恶寒未止者，以大承气汤而适愈者，故今特举之，以难师论也？答曰：虽得之一日得之，得阳明病也。首不曰阳明，而单曰病者，以恶寒未可全属阳明故也，恶寒将自罢，即自汗出，而恶热也师答汝所治者，邪始入阳明，未及见症之时，承气下咽，偶中其邪也。若不与药而观之，必恶寒将自罢，而即汗出恶热也，以释弟子疑。

问曰：恶寒何故自罢？答曰：阳明居中，土也，万物所归，无所复传答者所谓阳明者，指胃中，胃居一身中央，故邪皆归焉，犹地位于天中而万物归之也，始虽恶寒，二日自止阳明病，假令始于恶寒，邪全实胃，则恶寒自止，此为阳明病也。

本太阳，初得病时，发其汗居阳明，而论太阳，故冒"本"字。"发其汗"在太阳之时，故插"初"字，皆明其治之不误也，汗先出不彻，因转属阳明也药不彻邪之所在，故遂属阳明，此残邪入里之症，阳明之轻者也。

伤寒发热，无汗，呕此太阳伤寒，邪势最急之症不能食太阳病，加此一症，以示将入阳明之候，而反汗出濈濈然者邪未减，而反汗出者，是邪入里，阳出表也，以其濈濈然，知表无邪，是转属阳明也不因误治，不因虚，而入阳明，此邪完而入里之症，阳明之重者也。此篇举轻者与重者，以拟太阳篇中风、伤寒并举之例。

伤寒三日，阳明脉大邪在少阳，则阳气分在表里，故其脉小；邪在阳明，则阳气全在表，故其脉大。盖阳气满，津液溢，则见脉大；阳气分，津液乏，则见脉小。其日数皆以三日者，是入阳明者，邪进急，留少阳者，邪进缓故也。

伤寒脉浮邪在表而缓阳郁不甚，手足自温者虽阳微而不至冷，盖发热者太阳，逆冷者少阴，今不服药而能温，是太阴也，是为系在太阴。太阴者，身当发黄邪在表，微阳不能破邪，而经日久则郁而发黄，若小便自利者阳气出表推膀胱，故小便利也，以阳气已出表，故不发黄，不能发黄。至七八日邪入里之日数，大便硬者顿虚人，初虽见阴症，而经日久而阳气渐复，遂成阳症，为阳明病也。

伤寒即是前章之病人转系阳明者从太阴进者，法当入少阴，而阳气渐复，成阳明病，故曰“系”，其人虽成阳明病，其症不剧，故亦曰“其人”濈然微汗出也汗微者，从太阴转故也。

阳明中风是太阳汗出过多，因转属阳明者也。盖称阳明中风者，其邪小也，是邪虽已入胃，而以其小故不足实于胃，阳气仍半在里，是以作脉浮、腹满等，口苦津液干燥，而热胜则口苦，譬犹炙梨栗焦，则其味苦之理也，咽干津液干燥而热炽，腹满里阳郁，微喘胃中之外面邪围，故里阳冲上，发热恶寒邪已入胃，故三焦却通利，但胃中之邪围里阳，故作发热恶寒，脉浮而紧津液虚，盖浮邪令然，紧虚令然，故插“而”

字别之。是不似太阳浮紧之脉，俱邪令然者也，若下之，则腹满津液大虚，里阳不得出表，小便难也津液已虚，故阳气不得出表，而推膀胱，乃小便难出，若此症加哕者为不治。

阳明病，若能食，名中风邪小故虽入胃而不能实，其所不及，阳仍存，故能食；不能食，名中寒邪实胃，胃阳尽出表，胃中无消谷之阳，故不能食，此即太阳篇所称伤寒者也。凡风寒之邪，从外而内，至胃而止，犹矢之至的也，故至阳明为中。若夫中风，其邪固薄，法不能入胃，但以侵表为极，故太阳为中，阳明无有中风，而间有之者，皆引而致者，非邪之本分，故不须别立名。

阳明病，若中寒后人以中寒，误为后世所谓直中者，故冒“若”字，作一种病以起论，不能食，小便不利阳明中寒，小便当利，而不利者，其人阳微，不足充表故也，手足濈然汗出自汗不遍身者，亦阳以不充表故也，此欲作固瘕胃中无阳，乃水谷不分而下利，“固”，沉固也，“瘕”，瘕泄也，胃遂虚，故虽邪去，亦尚下利。必大便初硬后溏四肢热，故初头硬，胃中冷，故后必溏，所以然者，以胃中冷，水谷不别故也。

阳明病中风也，欲食，小便反不利阳明病，小便当利，而反不利者，以阳渐复，津液还入胃中故也，大便自调大便本硬之症，因津液渐复，而得调。此二症若非阴阳回复，则却是虚候也，其人骨节疼阳明反从表解，故曰其人。其骨节疼者，里阳穿邪也，翕翕如有热状，奄然发狂里阳之表发，路远难速出，故其激者，却又动心血，濈然汗出而解者邪从表解，故阳明亦曰解，此水不胜谷气谷生津液，里阳随旺，与汗共并寒与汗共并出，脉紧则愈小便不利，大便自调者，若脉迟则不愈，紧则愈，以脉知其病虚实。

阳明病，欲解时，从申至戌上前章论能食，阴阳渐复者，此章举自愈者，是篇什次序也，他篇举自愈时者，皆此例。

阳明病，不能食亦以为直中，攻其热言以寒药下之也，必哕里虚，故气不续，积而后发。所以然者，胃中虚冷故也。以其人本虚，故得直中者，以本虚故也攻其热必哕胃中虚冷者，复以寒药攻之故也。

阳明病能食者是中风也，而其人属虚，故与前“脉紧”之章之症，虚实为反对者也，脉迟里阳微也，食难用饱前章用饱而得愈，今难用饱者，胃阳微而不能化也，饱则微烦中风，里固有阳，然微故无烦，今以饱，故里阳得助而作微烦，头眩微阳为食所压，不能充头，必小便难至作头眩，则里阳郁屈，却不能布表，故不推膀胱，小便乃难，此欲作谷疸微阳与谷气，不化而郁蒸发黄。虽下之寻常中风犹不可下，误下之则腹满、小便难，况虚者乎，腹满如故中风，固有腹满。所以然者“然”，指微烦以下之症，脉迟故也。

阳明病中寒也，法多汗邪入里，阳出表，表阳引胃中之津液，而蒸以成汗，是阳明正症也，反无汗津液素虚，其身如虫行皮中状者津液才至皮下，而不足越出于外，此以久虚故也加“久”字者，明其虚不因里邪。

阳明病中风也，反无汗太阳取汗过多，表液干燥甚，而小便利阳出表，推膀胱，故小便利。此阳明正症，而无汗者非正症，故插“而”字以别之，二三日属阳明之后，二三日也，呕存于里之阳气，经二三日欲出表，而表液干燥，故不能出而上升而咳表液干燥，手足厥者表液干燥，里阳不能达四末，必苦头痛表液干燥甚，故里阳直升头。若不咳不呕，手足不厥者，头不痛痛因表液干，而不因里邪。

阳明病中风也，但头眩头眩非阳明正症，故曰但，不恶寒头眩已似乎少阴，是当有恶寒也。而此阳明中风，里阳半出表，故不恶寒，故能食而咳头眩、咳，皆水压里阳之所致也，以此知阳明中风，其人必咽痛虽咳，津液仍存，能自救，则咽不痛。今津液虚，故咳则作痛，然非如少阴不咳，而犹痛者之甚也，若不咳者，咽不痛。

阳明病，无汗亦太阳取汗过多者也，小便不利表液已燥，里阳难出，故不推膀胱，心中懊憹者邪入胃，胃阳欲出表而表液干，故难出而郁于胸中，身必发黄热炽，津液干，小便不利，乃表郁甚。

阳明病，被火太阳发汗过多，转属阳明者，医误以为表邪仍不解，用火复责汗，额上微汗出表已虚，无汗可取，而今强责之，故才得额上汗，小便不利者虽里阳已出表而重亡津液，故小便不利，表郁发黄，必发黄。

阳明病中风也，脉浮邪令然而紧者阴虚令然也，若夫太阳之浮紧，俱邪令然。今阳明中风则邪虚相搏令然也，故插“而”字，别太阳脉，必潮热，发作有时邪已入里，故潮热，然发作有时者，中风也，异于伤寒之日晡潮热，但浮者即是上所谓浮而紧者也，不言紧者，以非邪令然故也，必盗汗出阳明中寒自汗出，今脉浮此为中风，其邪小故不能实胃，阳气仍半在里，不溢表，汗乃无自出，但眠则肌肤闭塞，阳乃溢，汗随出。

阳明病中寒也，口燥表液干甚，但欲漱水含水，欲自救，不欲咽者寒邪在胃，故恶冷物，此必衄胃邪益结，则表热益炽也。而表液虚甚，至口燥者，无汗出，故郁阳难泄，乃动经血。

阳明病所谓脾约者也，本自汗出“本”，言邪在太阳之时，其自汗出者，桂枝症也，医更重发汗取汗过多，病已差邪已去，尚微烦津液干燥，里阳小郁，不了了者，此大便必硬故也。以亡津液，胃中干燥，故令大便硬所谓脾约者也。当问其小便日几行，若本小便日三四行桂麻之力，能使阳行于表，故小便利，今日再行胃已无邪，故表阳还入胃，更引津液于胃中，故知大便不久出。今为小便数少“数”，去声，以津液当还入胃中，故知不久必大便也。

伤寒不曰阳明病者，邪未全入胃也呕多胃中仍有残阳，虽有阳明证，不可攻之。

阳明病，心下硬满者阳气不出表而偏冲心下者，以其不壮盛故也。太阳被误下者，多作此症，与此同理，不可攻之正邪未全易位，且其阳素虚者，故有此戒。攻之，利遂不止者死遂成少阴病，利止者愈邪去，而表阳还入胃者愈。

阳明病，面合赤色太阳取汗过多，表液虚，于是正邪虽易位，而无津液之可成汗，故阳郁于表，发赤色，不可攻之，必发热若下之，则里阳失所依，尽出表，色黄津液干燥，表益郁，小便不利也以汗下故，表里俱干燥。

阳明病，不吐不下未损里，心烦者太阳曾取汗，故表液干燥，里阳欲出难出，故烦，可与调胃承气汤未损里，故虽有烦，尚可与此汤。若历汗吐下而烦者，干姜附子汤，或栀子豉汤之辈。

阳明病，脉迟邪气入里，阳气出表，虽汗出，不恶寒者阳明篇用桂枝汤之章曰，脉迟汗出多微恶寒者，表未解也，此章不恶寒者，外欲解之候也，其身必重邪进塞三焦，阳气难活动，短气邪进迫胃，故气不畅，腹满邪向实胃，里阳虽欲尽出表，而三焦经络仍有塞，故不易出，乃作满而喘邪入深，故气息不利，有潮热者晡时，肌肤闭塞，此外欲解，可攻里也正邪将易位，乃可用里药，盖小承气汤。手足濈然而汗出者，此大便已硬也自汗从身及手足者，里阳全出表也，邪已实胃，则大便成硬，于是乎大承气汤可用也，大承气汤主之。若汗多多者，言未濈然也，微发热恶寒者，表邪仍有阻里阳故也，微发热恶寒者，外未解也，其热不潮不潮者，里阳未出表故也，未可与承气汤。若腹大满残阳为邪所遏，郁满甚而不可堪者，少疏其里。然此法击阳气，故非大满不可堪者，则不可轻行也不通者表里之气全不通，郁满甚者，不得已自击，可与小承气汤，微和胃气，勿令大泄下。

大承气汤方大黄利肠胃，厚朴泄满，枳实推胃，芒硝碎结。

大黄四两　厚朴半斤　枳实五枚　芒硝三合

上四味，以水一斗，先煮二物，取五升，去滓，内大黄，煮取二升，去滓，内芒硝，更上火，微一两沸，分温再服，得下，余勿服。

小承气汤方未成燥屎，故去芒硝，残阳仍在里，故服之少。

大黄四两　厚朴二两　枳实三枚

以上三味，以水四升，煮取一升二合，去滓，分温二服。初服汤，当更衣不曰下利，而曰更衣者，为不令至大泄下也，不尔者，尽饮之，若更衣者，勿服之。

阳明病，潮热，大便微硬者以热潮，知里阳出表，虽微硬亦攻之，可与大承气汤；不硬者里阳未全出表，故津液仍在于里，不与之。若不大便六七日若至七八日，则邪全入里之日数，恐有燥屎，欲知之法，少与小承气汤，汤入腹中，转矢气者小承气汤转送燥屎，其气先泄肛门，此有燥屎，乃可攻之。若不转矢气者，此但初头硬，后必溏屎未成硬，则药虽推之，不切迫，故不屁，不可攻之，攻之必胀满津液已干燥，故邪虽益进，而里阳不能直出表，郁而胀不能食也里阳虽欲食，而胃口已为邪所塞，乃不能食。欲饮水者里阴虚，故引水欲自救，与水则哕微阳不能化水，盖如此者必死。其后发热者若因经日久，而里阳能破邪出，则发热而成阳明症，必大便复硬而少也里阳全出表，而引胃中津液，大便乃成硬，然曾服大承气汤，故少也，以小承气汤和之。屎少，故不须用芒硝。不转矢气者，慎不可攻也不转矢气者，攻之则至胀满不能食，故戒慎当在其初。

夫实则谵语太阳取汗，津液已虚者，又里阳全出表，而煎心脏，则心血沸腾，所映之影不得正，故发口之语亦失常，虚则郑声阴阳虚乏，神舍于心微，故所映之影，缥缈不可记，故重语。郑声，重语也。

直视津液干甚者，热复燥之急，则眼系为干燥，不得运转谵语前已曰实则谵语，故又举虽谵语亦邪重者有至死。所谓邪重者，喘满下利脉短是也，喘满者死表液干甚，故邪虽入里，里阳仍不能出表，下利者亦死表液干甚，里阳不能出表，偏聚于胸，于是上郁下虚，谵语下利。

发汗多，若重发汗者，亡其阳表液干遂甚。谵语，脉短者死谵语属阳实，虽固是吉候，而至津液干燥甚，则亦不免死也，脉自和者，不死。

伤寒论初，故用太阳之辞若吐若下后不解误攻里，故表邪不解，不大便五六日，上至十余日，日晡所发潮热，不恶寒邪向于实胃，独语若下若吐，亡里液过多，心血亦为大虚。外阳虽煎心脏，而其血少，故不甚沸腾，是以不能谵语而独语如见鬼状心血大虚，神舍不完，故病人有怖畏状。若剧者，发潮热发则不识人，循衣摸床神将去，故循摸自护，惕而不安如见鬼状益甚，微喘直视干燥甚，脉弦者生阴虽大虚，阳有仍存，涩者死阴阳大虚。微者症不剧者，但发热谵语者里阳能全发出，则正邪易地，乃成阳明症，于是大承气汤可用，大承气汤主之。若一服利，止后服本里虚，故令不至大泄下。

阳明病，其人多汗中风而多汗，故曰其人，以津液外出，胃中燥，大便必硬，硬则谵语汗出胃中干，故虽邪不足实胃，亦谵语，小承气汤主之谵语，多汗所致，故不用大承气汤。若一服谵语止，更莫复服中风之邪，小承气汤足治之，尔后虽经日，而残邪微少，必不至承气汤之症。

阳明病，谵语发潮热，脉滑津液未干，故“滑”也而疾者里阳仍盛，故“疾”也。若夫大承气汤症，则正邪全易地，故脉变作“迟”。其“迟”者，以无邪之抑遏故也，小承气汤主之。因与承气汤一升，腹中转矢气者已结燥屎，更服一升，若不转矢气初之一升，犹属误，勿更与之。明日不大便若误更与之，至明日尚不大便者，阳气为大黄所击，大肠失传送之职也，脉反微涩者若承气力不及而大便不通，则脉应益实，今不大便，反见虚脉者，过也，非不及，里虚也，为难治，不可更与承气汤也邪虽在于里，而其人虚，故难行承气汤也。

阳明病，谵语有潮热，反不能食者阳明中风，法当能食也，胃中必有燥屎五六枚也“五六枚”言多也，是虽中风，可用大承气汤。若能食者，但硬尔燥屎在于常位，宜大承气汤主之燥屎在胃中者，大承气汤；但硬者，小承气汤。

阳明病，下血其脉滑疾，而表液已燥者，里阳难出表，故阳气偏从经络，于是血气流溢，遂下血谵语者，此为热入血室，但头汗出者邪未全入胃，表仍有所阻，故不至濈然汗也，刺期门，随其实而泻之不可汗，不可下，乃随其实处而治之，濈然汗出则愈刺经泄热，阳气能活动，则表和，而始得濈然汗。

汗出谵语者汗出过多，结燥屎，里阳出表而煎心，以有燥屎在胃中此章解“反不能食”之章之文，故添“在胃中”之三字，此为风也谵语之作，因津液干燥，与胃阳郁于胸，故定为中风，须下之不用“当”字，而用“须”字，可见其攻当斟酌也，过经乃可下之须屎定硬，邪全入，而后可下之。下之若早徒击残阳，语言必乱干燥及心血，又里阳郁于胸，煎心急，以表虚里实故也表液益虚，燥屎并邪实胃。下之则愈虽已虚，而燥屎并邪实胃，故不得已用大承气汤，宜大承气汤中风用大承气汤，故曰宜。

伤寒四五日“伤寒”，指表邪之辞，“四五日”，是邪在表之时也。据此二句，则当发汗也，然邪厚故进急，而向于实胃，脉沉当浮，而不浮而喘满邪将实于胃，残阳窘甚，即大承气汤之本章所谓“满而喘”者，沉为在里邪入里，阳出表，故脉不能浮，而反发其汗徒攻无邪之地，津液越出，大便为难，表虚里实津液虚于表，邪实于里，久则谵语至六七日，则心血遂沸腾。

三阳合病邪大，故跨表里，腹满身重，难以转侧此二症，即大承气汤本章所谓“腹满身重”者，邪入里七八分，则能作此症，口不仁阴阳为邪所阻，故神不易应口舌，是邪塞三焦而所作也，即是少阳口苦之甚者也而面垢汗多则不垢，干燥亦不垢，但表液浓粘，能俾垢污，是津液虽不虚，而邪多故热亦多，乃令津液浓粘，谵语热多故也遗尿神为邪所阻，膀胱不守，发汗则谵语津液虚，则热益炽，下之则亡阴额上生汗里阳失所依，飞越于额上，手足逆冷里阳失所依，故不足及四末。若自汗出者里阳稍得出表，白虎汤主之投大寒之药，则郁阳激发，能与表阳相合而驱邪，若自汗不出者，妄克里阳，则阳气消灭而死，是表无援阳之故也。

二阳并病盖恶寒头痛潮热并见之症，太阳证罢已发汗，以除太阳之邪，但发潮热太阳已差，阳明独存，手足汗及手足，示太阳之邪全去漐漐汗出太阳虽无邪，而汗不至濈濈者，以里邪元小，而残阳仍在于里故也，大便难胃仍有残阳，故大便未至硬而谵语者邪不实而作谵语者，以太阳曾发汗故也，下之则愈疑小承气汤，故插此句，宜大承气汤邪已小，然曾发汗，津液干燥，故用大承气汤。

阳明病，脉浮而紧，咽燥，口苦，腹满而喘以上脉症，似阳明中风，而燥甚者，发热积阳遂发汗出，不恶寒反恶热阳气一出表，邪气因入里，故不复恶寒，身重此外欲解也，若发潮热，则可攻里也。若发汗妄治表，徒亡津液，则燥，心愦愦津液干燥故里阳不得宣布，不得宣布故神不达表，愦愦焉如冒者，反谵语表液干燥，故里阳不得出而郁于胸，煎心。若加烧针若误为发汗不彻，复加烧针，强取汗，则作以下之症，必怵惕心血益虚耗，神不得安舍，烦躁不得眠将用干姜附子汤、四逆汤之辈之症。若下之妄攻里，击残阳，则胃中空虚，客气动膈阴虚，阳失所依，戴邪而上冲，动摇胸膈，心中懊憹表液亦已干燥，故虚阳聚胸，不得四布，而作懊憹，舌上苔者无苔者，虽懊憹不可行寒药，栀子豉汤主之治虚阳上冲。

若渴欲饮水阳郁于里甚，口干舌燥者阳明病，不作前症，而若作此症者，是以表液干燥甚，里阳难发，郁于胃故也，白虎加人参汤主之。

若脉浮“浮”，水令然，发热表液未甚干，邪亦微，故能令里阳时表发，渴欲饮水水所在邪随入，乃益令水留，津液不能生，而作渴，小便不利者，猪苓汤主之。

猪苓汤方二苓、泽泻利小便，阿胶养胃生津液，滑石滋阴平热。

猪苓、茯苓、阿胶、滑石、泽泻各一两

上五味，以水四升，先煮四味，取二升，去滓，内下阿胶烊消，温服七合，日三服。

阳明病用猪苓汤之戒也，特冒“阳明病”三字，以明此章非本章之变，汗出多而渴者，不可与猪苓汤，以汗多胃中燥，猪苓汤复利其小便故也。

脉浮不冒“若”字者，“浮”之理不异本章也而迟胃中虚冷，表热表液干燥，里阳不能四散，而郁于表里寒邪虽不足实胃，而微阳已出表，其里自寒，下利清谷者，四逆汤主之。

若胃中虚冷，不能食者，饮水则哕胃中已虚冷，若饮水则微阳被厌而吃逆[1]。盖此论对猪苓汤之章而发。

脉浮发热阳实人，能自破邪，而发热，口干鼻燥表热故干津液亦甚，能食者胃中有残阳，是中风也则衄里阳欲四散，而表液干燥，且邪围故不得直发越，郁怒而伤经也。自若渴之章，至此章，皆阳明病“脉浮而紧”之章之变也。

阳明病下之阳明中风，不可用大承气汤，而反用之，虽阳已在外，而不免误治也，其外有热表液素虚，故里阳虽出表，而尚郁而热，手足温虽误下，而不至大虚，不结胸邪已在里，故虽误下，而无邪之入，心中懊憹虚阳郁胸，饥不能食胃中空虚故饥然，胸中郁故不能食，但头汗出者表液素虚，故阳不能四散，偏升头，栀子豉汤主之治虚阳上冲。

阳明病，发潮热，大便溏，小便自可以小便不少，可知其溏因医下之，胸胁满不去者胃中邪已除，胃外邪仍存，小柴胡汤主之此症盖当用柴胡加芒硝汤也，而误先用大承气汤偏治里，胃外之邪未除，故复用小柴胡汤。

阳明病亦历误下，而里阴亡者也，胁下硬满中焦塞，不大便胃中干燥，故令不大便，此所以为阳明病也而呕胃中残阳仍存，舌上白苔者以里阴已亡，表阳犹盛，故胃中益干燥，

---

① 吃逆：日语中吃逆为“呃逆”之意。

可与小柴胡汤。上焦得通服柴胡汤，上焦先通，则表液随还入胃，津液得下，胃气因和胃阳得津液，始能活动，身濈然而汗出解也胃阳发达，三焦围解，邪与汗去。

阳明中风，脉弦津液虚浮邪围阳大虚也而气短表液干，里阳郁，脏腑膨胀，呼吸为之促迫，腹都满里阳郁甚，胁下及心痛阳之所冲作痛，又按之气不通阳实，鼻干不得汗虽阳郁甚，而表液干燥，故不得发越，嗜卧阳气不行，一身及面目悉黄津液干，热益炽，小便难津液干，有潮热表里不相通，日晡肌肤闭，则表阳虽微，亦郁，时时哕阳气为邪所阻，耳前后肿头是骨，独耳前后络肉多，故里阳偏升者，成肿，刺之小差郁阳小泄，诸症微除，外不解虽上焦已通，而表虚之人，无津液之还入，故胃阳犹郁，三焦围未解，病过十日，脉续浮者即前所谓，弦浮大之浮，与小柴胡汤刺之虽小泄，而津液虚乏之人，其阳不能自通三焦，故借药力以通之。脉但浮，无余证者邪有虚无，与麻黄汤虽邪微，而在深，故非麻黄，则不能发。若不尿即小便难之极，腹满加哕者三焦终不通，不治里阳失活动者，投柴胡黄芩等寒凉药，则不及激之，反至彻之，故不治。

阳明病，自汗出，若发汗，小便自利者，此为津液内竭并前数章，皆是津液内竭，阳气偏胜之症，虽硬不可攻之以非邪令然故也，当须自欲大便，宜蜜煎导而通之。若土瓜根及与大猪胆汁，皆可为导。

蜜煎导方

蜜七合

一味，内铜器中，微火煎之，稍凝似饴状，扰之勿令焦著，欲可丸，并手捻作挺，令头锐，大如指，长二寸许。当热时急作，冷则硬。以内谷道中，以手急抱，欲大便时，乃去之。

猪胆汁方

大猪胆一枚

泻汁和醋少许，以灌谷道中，如一食顷，当大便出。

阳明病，脉迟汗出多邪入里，阳出表，微恶寒者表仍有微邪，故恶寒，表未解也，可发汗，宜桂枝汤阳明中寒，向用大承气汤之症，而表仍微有邪，故借中风药，以先除表邪，而后用大承气汤。

阳明病，脉浮中风之邪，虽全入里，而小，故胃中阳仍存，无汗而喘者里仍有残阳，故表不溢，发汗则愈阳明中风，用太阳伤寒之药，疑先治表后治里，故插“则愈”二字，以明全愈，宜麻黄汤邪小故虽在里，而能取之于表。

阳明病，发热汗出，此为热越表液未甚虚，故里阳能出表，即是寻常阳明症，不能发黄也。但头汗出，身无汗津液本虚，剂颈而还，小便不利表液虚，里阳不能出表，渴引水浆者阴虚阳盛，此为瘀热在里，身必发黄，茵陈汤主之。

茵陈蒿汤方茵陈蒿通肠胃之腠理，令阳气易泄，栀子清郁热，大黄下瘀热，热下瘀去，阳气通则小便利。

茵陈蒿六两　栀子十四枚　大黄二两

上三味，以水一斗，先煮茵陈减六升，内二味，煮取三升，去滓，分温三服。小便当利，尿如皂角汁状，色正赤，一宿腹减汤主之上略“蒿”字，又添“腹减”二字，前后照考，此方当在“伤寒七八日，身黄如橘子色”之章之下，黄从小便去也。

阳明证症者，喜忘，燥屎也。不曰病者，不因邪也，其人喜忘者，必有蓄血肠胃之血络有瘀血，则心脏不得澄清，而神不明，其以相通故然也。所以然者，本有久瘀血“本”字，“久”字，见喜忘不因外邪，故令喜忘太阳中篇，论因瘀血而发狂者，彼有邪故其症急也，此无邪故其症缓。屎虽硬初攻邪之时，或汗或下，而亡津液，大便反易燥屎伤血络，瘀血润肠，其色必黑瘀血染之，宜抵当汤下之无少腹满等症，故更加“下之”二字，以明其治意，不异于太阳用抵当汤。

阳明病亦津液干燥人，下之阳明中风，误用大承气汤，心中懊憹而烦下之，里阴亡，阳气失所依，欲出表，表亦津液已干，故郁于胸中，胃中有燥屎者，可攻无燥屎者栀子豉汤，有者调胃承气汤，腹微满若残表之邪，随下而入胃，胃阳所围则腹满。初头硬，后必溏胃中仍有津液，不可攻之。若有燥屎者腹微满且有燥屎，宜大承气汤燥屎兼邪，故调胃承气汤不中与也。

病人不大便五六日，绕脐肠形固屈曲痛，烦躁发作有时者表液已干，胃中又有燥屎，故阳气积则作烦，此有燥屎，故使不大便也。

病人烦热不独阳明症，汗出则解郁阳得汗而散，则邪解，烦除，又如疟状即前章所谓发作有时者，日晡所发热者，属阳明也或邪或燥屎，皆能令然也。若烦热者兼此症，则是属阳明也。脉实者，宜下之；脉浮虚者“浮”，邪在外也；“虚”，里无燥屎也，宜发汗。下之与大承气汤燥屎兼邪，实于胃，发汗宜桂枝汤如疟状，日晡所发热者，邪近于胃也，当行桂枝二麻黄一汤，然烦热是表里虚之症，故单用桂枝汤。

大下后亦表虚烦热人，而又大下之，六七日前章唯表虚，乃曰五六日，此章表里俱虚，乃曰六七日不大便，烦表里干燥不解邪虽微而犹未解者，以表里干燥，阳气难畅故也，腹满痛宿食遂成燥屎故也，此有燥屎也。所以然者，本有宿食故也，宜大承气汤有宿食，故虽微邪亦用大承气汤。

病人亦表虚烦热人，大下之者也小便不利表液干，且邪阻，故阳气不能出表推膀胱，大便乍难里阳破邪出表，则津液亦随聚于表，故大便难出乍易，时有微热阳微故热亦微，邪深故热时发，喘邪在深冒表里俱虚，且邪阻，故神难达，不能卧者喘故也，有燥屎也，宜大承气汤燥屎兼邪在胃中。

食谷欲呕者亦表里俱虚人也，邪入里围残阳，而残阳力微，故不足作呕，得谷气而后，欲作呕，属阳明也，吴茱萸汤主之。得汤反剧者上焦之塞，非吴茱萸所主也，得温药，则胃阳得助，呕益甚，属上焦也是柴胡之呕，而非吴茱萸之呕也。

吴茱萸汤方吴茱萸苦温，破胃口之邪，人参助阳生津，生姜鼓舞胃阳，大枣养胃。

吴茱萸一升　人参三两　生姜六两　大枣十二枚

上四味，以水七升，煮取二升，去滓，温服七合，日三服。

太阳病先举初，而尽其所以变化之由，寸缓寸以察太表，今脉缓者，邪去表也关浮关以察心下，今脉浮者，邪在胃口也尺弱尺以察胃中，今脉弱者，胃气微也，其人发热未至少阴，汗出表不实复恶寒太阳邪去，恶寒虽罢，又以里虚，故复恶寒，不呕少阳亦无邪，但心下痞者因误下，表邪入里，与虚阳相拒于心下，此以医下之也本中风桂枝症，而以误下，故致附子泻心汤症。如其不下者“其”者，指缓浮弱之脉。若不历下，而见此脉者，穷其理，是阳明，病人不恶寒阳气出表而渴者胃中津液旧虚人，邪乘之，此转属阳明也“寸缓”，邪去表也，“关浮”，中风入胃也，“尺弱”，胃气旧虚也。小便数者卫气虚，大便必硬，不更衣十日，无所苦也正邪俱微，不相争，故虽在胃，而无所痛苦。渴欲饮水，少少与之，但以法救之“法”者，令胃气和之法。渴者与泻心汤，痞不除，其人渴者，水在心下而引饮也，宜五苓散自“太阳病”至“下之也”一段，自“如其”至“无所苦也”又一段，示“下而然”者，与“不下而然”者，各有治法也。自“渴”至“散”，又一段，示渴之异因也。

脉阳微气分被邪，故邪解后，阳脉见微，血分不被邪，故阴脉独完，而汗出少者卫气渐复，为自和也，汗出多者邪虽已解，而卫气虚，则津液自漏，为太过前章“寸缓”之解也。

阳脉实邪在表，阳气郁，其脉则实，因发其汗出，多者亦为太过不独表虚汗漏。太过为阳绝于里以发汗，故津液出表，阳气不能独留于里，亦出表，却干其胃，成燥屎，亡津液，大便因硬也。

脉浮而芤，浮为阳胃阳强，芤为阴津液虚，浮芤相搏，胃气生热，其阳则绝胃阳失津液，变成热，则其阳化之用绝。

趺阳以察胃中脉浮而涩，浮则胃气强津液干燥，故胃阳偏胜，涩则小便数津液干燥，故阳气不易出表，膀胱乃少卫护，浮涩相搏，大便则难，其脾为约，麻仁丸主之。

麻仁丸方小承气汤下大便而泻热，麻子仁润肠，芍药聚津液，杏仁降虚阳。

麻子仁二升　芍药半斤　大黄一斤　厚朴一尺　枳实半斤　杏仁一升

上六味，为末，炼蜜为丸，桐子大，饮服十丸以饮送下，日三服，渐加，以和为度不至泄下。

太阳病三日亦中风，发汗不解表邪未尽解，津液先亡，蒸蒸津液干燥，内结燥屎，则邪便依之，故阳气不得在里，蒸蒸出发热者，属胃也，调胃承气汤主之。

伤寒吐后吐得法，而邪已解，腹胀满者因吐而津液干燥，结燥屎，且行吐之后，阳气上逆，令腹胀满，与调胃承气汤所谓或疑似之际，或变化之后者，故曰“与”。

太阳病，若吐若下，若发汗津液已虚，微烦津液已虚，且微邪围残阳，小便数，大便因硬者，与小承气汤，和之愈无溢表之阳，故不可下之。

得病通太阳、太阴诸篇而起论二三日，脉弱，无太阳柴胡证表气旧虚，故邪虽微亦进速，二三日已无桂枝症，又无柴胡症，烦躁，心下硬中风之邪入胃，里阳欲出，不得出，相结于心下，至四五日，虽能食谓中风，以小承气汤表气旧虚，故虽中风，而难用麻黄汤，少少与微和之，令小安先治烦，至六日全入胃之日数，与承气汤一升始用大承气汤。若不大便六七日，小便少者阳气未出表，虽不能食虽似中塞不可攻，但初头硬，后必溏，未定成硬，攻之必溏。须小便利阳气尽出表，则推膀胱，屎定硬，乃可攻之，宜大承气汤。

伤寒六七日已过入阳明之日数，而不能入者，其人元实也，目中不了了，睛不和目者血液所养，今邪入经，故致“不了了”、“不和”，无表里证表邪欲入里，而里气实，不得入，乃入经络，故无表症，又无里症，大便难，身微热者其人元实，故经络邪满，则表阳自积，此为实也表里俱无邪，故见症亦不多，宛似阴症，但以此二症，为非阴症之征，急下之经络为邪所据，表里之阳气不得活动，乃恐作变，故急下之，先宽肠胃，令阳气得活动，而后击邪。其犹在经者抵当汤，其已入胃者承气汤也，宜大承气汤。

阳明邪已属阳明，而所病又在太阳，故不置“病”字发热汗多者其人卫气旧虚，故阳气出表，则消散不住，故表不蓄热，又以无煎里之热，故不见谵语舌苔燥屎之症，急下之小缓则表阳消散尽，虽下之而无还里之阳气，宜大承气汤中风中寒，皆有此症，故用承气汤，曰宜。

发汗津液干燥不解发汗不得法，故表邪不解，腹满痛者津液干燥，且表邪未解，故里阳不得出，而满痛，其理似太阴之腹满痛也。而彼阴症，故用桂枝加大黄汤，此里阳未甚虚，而表液之干燥反甚于彼，故不用桂，先急击里，救其满痛，急下之，宜大承气汤。

腹满不减承前章之下者，减不足言已击里，里阳衰，故虽满痛微减。而表邪随入里围残阳，仍令腹满，当下之在里之邪，下之当然之治法也。而已历急下，故再下虽缓而可也，宜大承气汤。

阳明少阳合病，必下利二阳俱有邪，则必下利，其理与太阳阳明合病下利同，其脉不负者，顺也肝木乘脾土，顺也，脾土乘肝木，逆也。负者失也失者，失少阳之邪入阳明之常脉者也，互相克贼少阳之邪，当入阳明，而胃阳反拒少阳之邪，谓之互相克贼。其见于脉者，即滑而数者也，名为负也，脉滑而数者，有宿食也胃中有宿食而阳气满溢者，又邪气围之，故相迫而作滑数脉，当下之先下宿食，而令里阳得活动，则少阳邪自解，其自解者，以中风邪微故也，宜大承气汤若少阳阳明俱有邪，则其脉当沉迟而带紧，是顺脉也。今滑而数，失二阳合病之脉，故知其在阳明者，宿食而非邪也。今篇次阳明者，其治关于胃也。

病人无表里证宿食不见症，故曰无里症，发热知非阴症七八日阳明之日数，虽脉浮数者前章所谓滑而数者，可下之有宿食故也。假令已下，脉数不解，合热则消谷善饥承气汤不能解少阳之邪，故脉数不解。然宿食已除，故里阳得活动，与表阳和合，胃气运行，而善饥，至六七日无表里症，至六七日者，邪气入经络也，初曰七八日，后曰六七日者，二端也不大便者脉浮数而无宿食者，法当大便调和也，今反不大便者，血液为热所干，失润泽也，有瘀血无表里症，而有宿食者，承气汤；有瘀血者，抵当汤，宜抵当汤彼则睛不和，此邪全入经故也。大事[1]在瞬息际，故先用承气汤，此则脉浮数，此邪未全入经故也，以其症不急，故直用抵当汤以泻其邪所实。

若脉数不解承前章，而下不止下之不止，必协热而便脓血也。

伤寒发汗表和则当不能发黄，而今发黄者，以津液干燥，而在里之寒湿令阳气郁故也已，身目为黄，所以然者，以寒湿在里，不解故也，以为不可下也，于寒湿中求之当于《痉湿暍篇》中求治法。

伤寒七八日历发汗、清解诸治，而邪已解，然津液干燥甚者，身黄如橘子色，小便不利表液干燥，里阳不得出表，故不推膀胱，腹微满者阳气不能出表，积而成热，郁于里，茵陈蒿汤主之药方当在于此，而举于前者，疑误也。

伤寒“伤寒”者，表有邪之名，故不可用大黄身黄津液虚，故不可用大黄发热者里阳能自出，故不至用茵陈蒿汤之症，栀子柏皮汤主之。

栀子柏皮汤方栀子、黄柏清郁热，甘草和胃生津

栀子一十五个　甘草一两　黄柏二两

上三味，以水四升，煮取一升半，去滓，分温再服。

伤寒表有邪瘀热在里，身必发黄瘀热以下，全与茵陈蒿汤之章同。而彼则以表液干燥，故瘀热在里，此则以邪气围阳，故瘀热在里，其别在津液之有无，麻黄连轺赤小豆汤主之。

---

① 大事：日语汉字词，“重要的”之意，此处指重在瞬息之际。

麻黄连轺赤小豆汤方麻黄、杏仁合以疏表，赤小豆除胃中瘀水，连轺清瘀毒，生梓白皮开郁气，生姜鼓舞胃阳，甘草大枣养胃生津，潦水借土气，故能安胃清郁热。

麻黄二两　赤小豆一升　连轺二两　杏仁四十个　大枣十二枚　生梓白皮一升　生姜二两　甘草一两

以上八味，以潦水一斗，先煮麻黄，再沸去上沫，内诸药，煮取三升，分温三服，半日服尽。

辨少阳病脉证并治第九

凡人身者，表里而已，其间有三膜以通，所谓上中下之三焦是也。风寒之邪自外而内，则无不经夫三焦者。本论以邪跨三焦之时，为少阳之位矣，故少阳病，不可汗不可下，但以疏通三焦为治法也。盖邪在太阳日久，津液干燥，而后始传少阳，若津液不干燥者，不传少阳也。故少阳篇，以津液干燥起论，若其邪气转入之变化，则太阳篇中已尽之，但表里外无别有少阳之区域者，则元不足立篇也。然少阳之名目，不可全废，故姑论所以然。以篇次阳明之后，是故少阳厥阴二篇者，此书之拾遗补阙耳。学者勿据篇撰之次第，以为少阳厥阴，深于阳明少阴。

少阳之病非邪令然，故不置“为”字，口苦、咽干、目眩也津液干燥，阳气不得以充目。

少阳中风轻邪而能入少阳者，津液干燥甚故也，两耳无所闻，目赤津液干燥，阳气无所依，然阳气实人，其阳欲强升，遂率血到目，胸中满而烦者，不可吐下表液已虚，不可复亡里液，吐下则悸而惊。

伤寒脉弦津液虚细邪气在表里间而隔里阳，故令脉细，头痛头，诸阳之所会，故里阳虽为邪所阻，而但头有冲发热者脉弦细而无头痛发热，则似少阴也；有头痛发热，而其脉不弦细，则如太阳也。故今脉症俱举，以示是少阳，属少阳。少阳不可发汗表液不可更亡，发汗则谵语强送里阳出表，则津液亦随出表，表益热里益干，则心血为沸腾，此属胃治在胃也，其谵语非邪令然，故不曰属阳明，胃和则愈表里相通，津液还入胃则愈，胃不和，则烦悸。

本太阳病不解前章皆论津液干燥，至此始论邪，转入少阳者，胁下硬满，干呕非下之而硬满，非吐之而干呕，皆因邪进而然也不能食，往来寒热，尚未吐下若吐而呕者，栀子豉汤；下而结胸者，陷胸汤，脉沉紧者似弦细之理，与小柴胡汤。

若已吐下、发汗、温针承前章，谵语因津液干燥，柴胡汤证罢，此为坏病，知犯何逆，以法治之。

三阳合病治在少阳，故篇次于此，脉浮太阳大阳明，上关上少阳，但欲眠睡少阳不通，故神不应外，而自收藏，故欲眠睡，目合则汗表闭则热溢汗出。

伤寒六七日将入阳明之日数，无大热邪入里，阳出表则法当外热也。今无外热者，里阳为邪所围，不得出也，其人躁烦者少阳之邪围里阳，经络亦塞，故里阳郁，作躁烦，此为阳去入阴故也少阳变成厥阴。

伤寒三日，三阳为尽，三阴当受邪，其人反能食不入阴也，而不呕少阳症罢，此为三阴不受邪也。

伤寒三日邪急则三日当达阳明也，今三日而才达少阳者，邪缓也。邪缓者，留少阳不复进，少阳脉小者少阳者，邪在中间，而表里之阳气，为两断，故令脉小，欲已也。

少阳病，欲解时，从寅至辰上。

辨太阴病脉证并治第十

阳气虚人，感风寒，其邪气在表者，名曰太阴。

太阴之为病邪虽围表，而阳气旧微，不能与邪争，故作症不多，腹满而吐，食不下津液旧虚，阳气难以出，加之以表邪，故腹满。阳气不得出表，而升咽者，致吐食。虽吐而无声者，是阳气微故也，自利益甚阳虚人，旧利，今又邪围，故阳气失活动，利益甚。然非邪入胃而利，故曰自利，时腹自痛津液旧虚，加之以表邪，故里阳欲出难出，因作痛。曰时者，以阳气微，故盈而后始痛也。曰自者，非邪入胃而痛也，若下之表邪乘虚而入，必胸下结硬似结胸而微。

太阴中风，四肢阳之复，自里始，而及四肢烦疼阳气欲复，烦疼，是阴病故贵阳复，犹阳病贵津液复也，阳微阴涩而长者，为欲愈是阴病，故阳虚微，阴干燥。然脉渐长者，邪气退正气复之候也。

太阴病，欲解时，从亥至丑上。

太阴病脉浮者，可发汗，宜桂枝汤。

自利凡人居常，大便不溏泻者，阳气扬之也。今阴病，则阳气乏于摄阴之力，故自利不渴者里仍微有阳，故津液亦未甚干燥，属太阴，以其脏有寒故也以脏旧有虚寒，故邪气随入，是以并谓之寒，当温之，宜服四逆辈邪不在表里，故桂枝大黄皆难用。

伤寒脉浮邪在表而缓虚，手足自温者“温”，示不热又不冷也，以邪浅故也，系在太阴经日久，是当转少阴，而犹在太阴，故曰系在。太阴当发身黄津液旧虚人，邪又在表日久，则表郁而当发身黄症也，若小便自利者以小便利，知阳出表，不能发黄阳不郁故也，此所谓属阳明者。至七八日日久而才始入少阴，虽暴烦下利，日十余行作暴烦者，以邪入胃，胃阳欲出表故也。作下利者，以邪入胃，胃阳窘，别取路于大肠之故也，必自止胃阳未甚虚之人，故邪下尽而正气仍存，以脾家实系在发黄，暴烦，皆是脾阳实故也，腐秽当去故也肠胃中之邪气瘀物并去尽。

本太阳病，医反下之前章表液先虚，里未甚虚之症也；此章里液先虚，表未甚虚之症也。以反对成篇次，因尔腹满时痛者下之，故虚阳欲出表，属太阴也里虚而邪在表，是太阴病也，桂枝加芍药汤主之胃阳欲出表而难出，故作满且痛。此方加芍药者，为引表之津液，而聚于里也。

大实痛者里阳郁闭急，故加大黄救之。犹不离桂枝汤者，以表液未甚虚故也。若夫阳明篇所论，急下之症，则表液干燥甚，故强用桂枝，则阳气益郁闭而死也，桂枝加大黄汤主之。

太阴为病，脉弱胃气弱，故脉亦弱，其人续自便利自未得病时，至得病日，而续利也。自利、下利，不可偏言，故曰“自便利”，设当行大黄芍药者，宜减之以意斟酌之，以其人胃气弱，易动故也。

辨少阴病脉证并治第十一

阳气虚人，感风寒，其邪气在里者，名少阴病。

少阴之为病，脉微细微阳已出表，无自里推，故微细，但欲寐也正邪易地，无相争，且其人罢敝，故欲寐也。但坐、但欲眠睡、但欲寐，皆加“但”字者，以人人寻常所有故也。

少阴病，欲吐里阳未尽出表不吐阳微故也，心烦表亦已虚，故里阳虽生不能宣布，而郁于胸中，但欲寐，五六日邪已过三焦之日数自利邪过三焦而进，则残阳无所出，别取路于大肠而下，于是里液亦全亡也。自利者，正气徒下，邪气尚存之辞而渴者表液已干，里液亦因利干，但有微阳郁胸，故渴，属少阴也邪气过三焦，则为少阴，虚故引水自救自救，津液干燥。若小便色白者，少阴病形悉具邪气入胃，阳气出表，小便因利，然微阳不能制水，小便白者，以下焦虚有寒水兼邪在下焦，故阳气不至，不能制水，故令色白也。

病人脉阴阳俱紧津液干燥，阳气仍存之脉，反汗出者，亡阳也卫气本虚，故汗漏，阴阳遂虚，成少阴病，此属少阴，法当咽痛表液干而复吐利以汗漏，里亦虚，阳气不得独存，欲出表而表已干燥，故不得出而吐利。

少阴病，咳津液干燥，故咽喉不利而下利阳不得出表故也，谵语者，被火气劫故也阴阳本不和者，又加火气，故津液益干燥，火热沸腾心血，小便必难，以强责少阴汗也少阴当小便色白而利也，今难出者，以强取汗故也。

少阴病，脉细沉数略“微”字。“细”，阳微也；“沉”，邪在里也；“数”，津液干燥。阳气欲出难出也，病为在里，不可发汗。

少阴病脉微，不可发汗，亡阳故也，阳已虚，尺脉弱涩者表已虚则里亦随虚，复不可下之已曰不可发汗，恐人或疑下之症，故复戒之。

少阴病，脉紧血液干燥，邪围阳之脉，至七八日邪微，故进缓，自下利邪入胃，胃阳窘穷，与邪俱下，脉暴微，手足反温虽下利，表阳犹存，脉紧反去者下利，津液干燥，理当脉紧，而反去者，邪除也，为欲解也，虽烦下利邪渐迫，则里阳欲出表，而作烦，其窘穷者，并邪下，必自愈烦，下利，虽加症而反是吉候。

少阴病，下利，若利自止邪尽利止，恶寒而踡卧里阳极虚，不足温表而恶寒，是异表邪隔里阳之恶寒，手足温者阳气从里亡，才存四末，可治虽阳气微甚，而邪已除，故可施治。

少阴病，恶寒而踡亦以下利，而邪尽者也，时自烦下利里虚，阳气欲出表，而表亦旧虚，故不易出，因作烦。其以非邪围，故曰自，里郁而后作烦，故曰时，欲去衣被者，可治邪尽阳存，故可施治。

少阴中风虽入胃，而邪本小，故尚内阳外邪，脉阳微阴浮者，为欲愈津液渐复，故虽微阳亦能达表，令脉浮。

少阴病，欲解时，从子至寅上。

少阴病，吐利邪气迫，阳气犹不得出表，则吐利，手足不逆冷邪因吐利而尽，里阳出表也。逆冷者，冷自本及末是也，反发热者，不死虽吐利，阳气仍不竭出表者，不死。脉不至者吐利后，郁阳一旦虽得出表，而津液本虚，经络亦干燥，故阳气中绝，脉不至，灸少阴七壮以灸引里阳。

少阴病，八九日当全入胃之日数，一身手足尽热者邪气入胃，阳气欲出表，而表液干甚，难以出，因遂入经络，走遍身，以热在膀胱言太阳随经，必便血也热从经络溢。

少阴病，但厥表液干燥甚，阳气难达四末无汗，而强发之以药强发之，故不唯从膀胱出，必动其血，未知从何道出，或从口鼻，或从目出，是名下厥上竭阳气自不至者，先从下厥，以药强推阳者，先从上竭，为难治。

少阴病，恶寒身踡而利，手足逆冷者阳气从里竭而及表，不治。

少阴病，吐利躁烦烦躁甚者，书"躁烦"，例也，四逆者死四肢逆冷，略"折"。

少阴病，下利止邪气与津液俱竭而头眩虚阳欲出表，而表液干燥甚，故不能四达，但升头，时时自冒者死阴阳断绝，神不能应表也。有"时时自"之三字，虚实自异少阳之"冒"。

少阴病，四逆恶寒，而身踡，脉不至，不烦里阳已竭而躁者死神不守手足。

少阴病，六七日邪将实胃之日数，息高者死虚阳不能出表，而升散一由咽喉，于是元气缓于呼，急于吸。

少阴病，脉微细沉邪侵胃，故阳半出在表，半残在里，但欲卧阴症阳微，不足支身，汗出卫气本虚不烦汗出，故阳气不郁，自欲吐阳气欲出表之势，至五六日邪过三焦之日数自利汗出津液干燥，故残阳不能复出表，遂取路于肠，复烦躁因虚，不得卧寐者死汗出故表虚，自利故里虚，阳气遂无所依而死。

少阴病，始得之邪始侵胃之时，即一二日也，反发热阴症当不发热，而今能发热者，以表液未甚虚故也，脉沉者阳气旧微，且邪围之，故令脉沉。但表液未甚虚，故取之于表，犹阳明中风用麻黄汤也，麻黄附子细辛汤主之。

麻黄附子细辛汤方邪深，故用麻黄，欲行阳；温里，故用细辛；阳微，故用附子。

麻黄二两　细辛二两　附子一枚

上三味，以水一斗，先煮麻黄，减二升，去上沫，内药，煮取三升，去滓，温服一升，日三服。

少阴病，得之二三日邪气渐进，津液渐干，麻黄附子甘草汤，微发汗方中无细辛，故特曰发汗，以示犹取于表，以二三日无里证未下利，故津液未尽亡，是可取于表，故微发汗也。

麻黄附子甘草汤方津液稍干者用细辛，则恐发烦，故代之以甘草。

麻黄二两　甘草二两　附子一枚

上三味，以水七升，先煮麻黄一两沸尤恐多汗，故煮麻黄不甚，去上沫，内诸药，煮取三升，去滓，温服一升，日三服。

少阴病，得之二三日以上虽经数日，而不至下利者，以邪势不急故也。是所以里阳得津液则能自除邪也，心中烦不得卧邪之所在用前章。而但以经日久，故津液尤干燥，作烦，黄连阿胶汤主之。

黄连阿胶汤方芩、连激里阳，芍药聚津液，鸡子黄、阿胶生津液。此症所以不用附子者，干燥甚而烦也。盖此方本泻心汤而加减者，与葛根黄连黄芩汤、干姜黄连黄芩汤等，相为表里。

黄连四两　黄芩一两　芍药二两　鸡子黄二枚　阿胶三两

上五味，以水五升，先煮三物，取二升，去滓，内胶烊尽，小冷，内鸡子黄，搅令相得，温服七合，日三服。

少阴病，得之一二日，口中和胃中无郁阳而有水，其背恶寒者胃中已无郁阳，是当阳在表，而反恶寒者，阳虚甚也，当灸之背恶寒，灸之当愈也。然里阳已衰微，虽外用灸引之，而不足充背，故内用附子以助阳，附子汤主之。

附子汤方附子助阳，茯苓白术利水，人参生津回阳，芍药姑聚手足之津液于里，令阳气依之以长。

附子二枚　茯苓三两　人参二两　白术四两　芍药三两

上五味，以水八升，煮取三升，去滓，温服一升，日三服。

少阴病，身体痛，手足寒邪气入胃，阳气出表，然阳本微，故不盈遍身，乃觉手足寒，骨节痛里阳虽出表，而表液干燥，且湿气在表阻阳，故骨节身体皆痛，脉沉者邪在里，阳在表，附子汤主之。

少阴病，下利便脓血者里液下利尽，继以血，桃花汤主之。

桃花汤方赤石脂固肠，干姜复阳，粳米护胃，其特护胃者，以有石药故也，方名取于赤石脂。

赤石脂一斤　干姜一两　粳米一升

上三味，以水七升，煮米令熟，去滓，温服七合已曰温服，后又曰内赤石脂，疑错简，内赤石脂末，方寸匕，日三服。若一服愈，余勿服石药，故服法加叮咛。

少阴病，二三日至四五日腹痛津液干燥，阳气欲出不得出，因作痛，小便不利表液极干燥，里阳不能出表故，下利不止阳气全不能出表，故下利不止，便脓血者，桃花汤主之。

少阴病，下利便脓血者可刺热在经络，故刺法亦可行。盖前章者干燥极，故不可刺，若前章则以日浅，故针药皆可行之。

少阴病，吐利邪迫里急，而表液干燥亦已甚，故阳气不能出表，乃吐利，手足厥冷阳气未出表故，烦躁虚阳欲出，不得出欲死者因吐利而津液亡，里阳失所依，欲出表，益急，吴茱萸汤主之吴茱萸温胃除邪，又开心下，人参生津回阳，生姜鼓舞胃阳，大枣养胃。

少阴病，下利里液亡，邪亦除，咽痛津液干甚，故阳气聚于上部，胸满虚阳不能出，心烦者表里皆干燥，故阳气满胸，猪肤汤主之。

猪肤汤方邪已除，唯干燥甚，故偏养胃

猪肤一斤

上一味，以水一斗，煮取五升，去滓，加白蜜一升咽痛故加，白粉五合，熬香和相得猪肤有腥气，故加熬米粉，令药汁香，温分六服加米粉，故其量难知。

少阴病，二三日邪未尽入里，咽痛者不得出表之阳，一向上升，且咽最欲润泽之处，而干燥甚，故作痛，可与甘草汤甘草和表里，生津液，令阳气得宣达，不差者，与桔梗汤里阳微而甘草不能自达者，加桔梗以助之。

甘草汤方

甘草二两

上一味，以水三升，煮取一升半，去滓，温服七合，日二服。

桔梗汤方

桔梗二两　甘草二两

上二味，以水三升，煮取一升，去滓，分温再服。

少阴病，咽中伤生疮津液干燥甚，而虚阳欲出表急，故遂动经络，其郁者生疮肿，即是喉痹，不能语言，声不出者，苦酒汤主之。

苦酒汤方苦酒、半夏皆戟咽破疮，于是又加鸡卵，以护肉。

半夏十四枚　鸡子一枚

上二味，内半夏著苦酒中，以鸡子壳置刀环中，安火上，令三沸，去滓，少少含咽之，不差，更作三剂。

少阴病，咽中痛未至成疮，半夏散及汤主之。

半夏散及汤方以桔梗汤、苦酒汤之间立方者也。夫桔梗、桂枝皆推阳之物，而“桔”平“桂”温，此症重于桔梗汤，故代桔以桂。盖少阴最恐汗出，故不轻用桂，先用桔，至不得已而用桂。

半夏、桂枝、甘草以上各等分

以上三味，各别捣筛，已合治之，白饮和服方寸匕，日三服。若不能散服者，以水一升，煎七沸，内散两方寸匕，更煎三沸，下火令小冷，少少咽之。

少阴病下利邪入胃深，微阳不得出表，而别取路于肠，白通汤主之。

白通汤方姜、附复阳，葱白通阳，人尿开心下之邪，以复脉。谨按：“白”，葱白；“通”，人尿。方名已以白通命之，则其有人尿可知也。又加猪胆汁汤之人尿，不在加味列，益知本方有人尿也。

葱白四茎　干姜一两　附子一枚

上三味，以水三升，煮取一升，去滓，分温再服。

少阴病，下利脉微者，与白通汤与白通汤之症也，利不止，厥逆无脉，干呕烦者，白通加猪胆汁汤主之下利、脉微甚，而至厥逆无脉、干呕、烦者，亦犹白通汤之主症也。但其症剧，故加猪胆。服汤脉暴出者死心下顿开豁，里阳飞越者死，微续者生。

白通加猪胆汁方

葱白四茎　干姜一两　附子一枚　人尿五合　猪胆汁一合

以上三味，以水三升，煮取一升，去滓，内胆汁人尿和令相得，分温再服。若无胆，亦可用无胆，即本方白通汤也。乃知二章俱白通汤症。

少阴病，二三日不已是轻症，二三日当已，而不已者，有水故也，至四五日邪过三焦之日数，腹痛津液干燥，故阳气不能出，而触肠胃，小便不利阳微，故未出表，四肢沉重邪兼水阻阳气，疼痛津液干燥，阳气难行，自下利者因水而利，故曰“自”，与邪俱利，故曰“下利”，此为有水气，其人或咳，或小便利，或下利，或呕者，真武汤主之。

真武汤方茯苓、白术利水，生姜、附子温胃行水，芍药引津液，“或咳”以下诸症，应方后加减法，乃亦是小青龙例。

茯苓三两　芍药三两　生姜三两　白术二两　附子一枚

上五味，以水八升，煮取三升，去滓，温服七合，日三服。后加减法，若咳者加五味半斤，细辛、干姜各一两。若小便利者，去茯苓。若下利者，去芍药加干姜二两。若呕者，去附子加生姜，足前成半斤。

少阴病，下利清谷胃肠大虚，里寒外热邪在里，阳在表也。其不曰“内者”，以伤寒之邪实里也；不曰“表者”，以阴症之阳气不足充表也。里者指膈膜内，外者指皮肤外，手足厥逆阳气微，不足充表，脉微欲绝阳气将绝，身反不恶寒外热故也，其人面赤色，或腹痛，或干呕，或咽痛，或利止脉不出者“其人”以下，疑后人加笔，本论曰外热，故误以为面戴阳之症，通脉四逆汤主之。

通脉四逆汤方虚阳将飞越，故倍干姜复之。

甘草二两　附子一枚　干姜三两

上三味，以水三升，煮取一升二合，去滓，分温再服，其脉即出者愈。后加减法，面色赤者，加葱九茎。腹中痛者，去葱加芍药二两。呕者，加生姜二两。咽痛者，去芍药加桔梗一两。利止脉不出者，去桔梗加人参二两亦小青龙例。

少阴病四逆邪进阻三焦，塞经络，内外气不通，于是初出表之阳气失根脚而四逆也。谨按：此章厥阴篇中之论盖错置此，其人或咳，或悸，或小便不利，或腹中痛，或泄利下重者卫气不护故泄利，里阳不推故下重，“其人”以下至“下重”，亦小青龙例，四逆散主之。

四逆散方甘草和胃行表液，枳实开心下之邪，柴胡疏通三焦，芍药聚津液，供令阳出表之用。

甘草　枳实　柴胡　芍药

上四味，各十分，捣筛，白饮和服方寸匕，日三服。后加减法，咳者，加五味子干姜各五分，并主下利。悸者，加桂枝五分。小便不利者，加茯苓五分。腹中痛者，加附子一枚。泄利下重者，先以水五升，煮薤白三升，煮取三升，去滓，以散三方寸匕，内汤中，煮取一升半散药又煮之者，以治下重故也分温再服。

少阴病下利邪气去，正气亦衰，六七日邪已在里之日数，是邪在深，故下利则亦去，咳阴亡，里阳失所依，欲出表，而表亦干燥甚，故偏升咽喉，且带水故作咳而呕渴有水故阻虚阳上逆而呕，有水故津液不生而渴，心烦表里干燥，阳气郁于胸不得眠者，猪苓汤主之除水则阴阳自复。

少阴病得之二三日日浅，故阳气未甚敝，然邪势急，故作干燥症，口燥咽干者里阳为邪所围急，故胃中为热，引津液甚，咽喉先知干燥，急下之姑先下之，令里阳得活动，而后应更谋之，宜大承气汤。

少阴病，自利清水，色纯青下极则脏腑固有之液出，其色青者，蛮人所谓胆苦汁，汉人所谓漏底泻之类，心下必痛里阳未全出，口干燥者，急下之，宜大承气汤。

少阴病六七日邪深，腹胀里阳未得全出，故胀，不大便者里阳久不得出表，又不下利，则必郁闭而死，急下之，宜大承气汤自猪苓汤至此章，皆论里病而表液干燥极甚者，皆不得已，乃先治里救其急，而后更谋之。其曰急者，死在须臾，故治法倒行而逆施。

少阴病脉沉者“沉”为病在里，盖阳明则邪全入胃，而后用承气汤。若少阴则其人本虚，故邪全入胃则死也，故不遑攻邪，先急温之，保其表阳，及者生，不及者死。阳明、少阴其邪位同，而用承气之机，则有早晚，本论处方之妙，于是乎可观也，急温之，宜四逆汤。

少阴病，饮食入口则吐邪在胸故，心中温温欲吐，复不能吐邪在胸，而胃阳力微，故欲吐而不能吐。始得之手足寒欲吐，故身背则不觉恶寒，但手足恶寒，脉弦迟者邪在胸，而约脉源，故“迟”也。阳气未甚虚，而在里，故迟中带弦，此胸中实，不可下也，当吐之。若膈上有寒饮水饮兼邪之辞，干呕者，不可吐也胸中有寒饮，则亦作前症也，症虽似，而胸中阳微，故不可吐也，急温之胸中阳气微，故蓄饮也。夫胸者，阳气根本之地，若虚则危，故急温之，宜四逆汤。

少阴病下利正邪俱衰，脉微阳虚涩阴虚，呕有寒饮而汗出表虚，必数更衣邪衰而尚下利者，以卫气虚之故也，反少者初下利，而里液已亡矣，故虽数登厕，而粪则反少，当温亦用四逆汤其上，灸之上者，膈上也。汗出表虚，且膈上有寒饮而呕，故外以灸引阳，内以四逆汤助之。

辨厥阴病脉证并治第十二

邪气塞三焦及经络，而里阳不得出表，郁胸者，名厥阴病。邪之所位，同少阳，而厥阴则其人旧虚，故邪侵不独三焦，经络亦塞，故里阳全失出表之路。于是手足厥冷，胸中之郁热，反甚于少阳。

厥阴之为病，消渴胸中热甚，故引津液于胃中急，气上撞心邪围密，故心正当阳气之冲，心中疼热阳郁甚故，饥而不欲食胃中无邪故饥，然胸中郁故不欲食，食则吐蛔胃中无阳，故食不化，反动蛔，下之利不止阳气一取路于肠，则正气随虚，邪气随入，至死利不止。

厥阴中风，脉微浮阳气破邪而出之候为欲愈，不浮为未愈。

厥阴病，欲解时，从丑至卯上。

厥阴病亦中风，渴欲饮水者，少少与之愈得冷郁散，得润阳畅。

诸四逆厥者“诸”，通全篇之辞。凡四逆厥，非邪围阳，则阳气竭于内之候，皆非可下之病，不可下之，虚家亦然虽有风寒之邪，而阳微不足温手足者，不可下也，而况于无邪，唯因旧虚而厥者乎。

伤寒先厥后发热而利者，必自止发热则阳气不下推，故利止，见厥复利阳气不得出表，则下推而利。

伤寒始发热六日，厥反九日而利厥则必利。凡厥利者，当不能食胃不和故，今反能食者，恐为除中胃阳除尽，无复上升者，故食入而不知，是名”除中”。食以索饼与温热之物，以试胃气，不发热者，知胃气尚在胃阳尚足化食，必愈，恐暴热来出而复去也胃阳极虚，将飞越之时，得温热食则一旦飞越去，不复续。后三日脉之此以下医据脉而预断之言，其热续在者，期之旦日夜半愈。所以然者，本发热六日，厥反九日，复发热三日，并前六日亦为九日，与厥相应，故期之旦日夜半愈。后三日脉之热已九日，而后经三日而脉之也，而脉数，其热不罢者热至十三日，而不罢者，有余也，此为热气有余邪虽已除，而津液不足，热气有余，必发痈脓也厥阴病，邪本侵经络，故热不消散，则血液腐坏。

伤寒脉迟阳虚甚六七日厥阴病，经日久，而其胃阳亦益虚微，而反与黄芩汤盖见下利与黄芩汤彻其热彻除胃中残阳。脉迟为寒为里寒脉，今与黄芩汤，复除其热自“脉迟为寒”至“不能食”，盖注解文也，故解“彻”字曰“除”，亦犹解“灌”字曰“洗”也，腹中应冷，当不能食胃阳虚微甚，则不能消谷，又反为食所掩去，故不受食，今反能食，此名除中，必死。

伤寒先厥后发热，下利必自止，而反汗出因发热之势，汗出卫气虚，腠理不守，咽中痛者汗出表液亡，其喉为痹咽中痛，作喉痹。发热无汗，而利必自止，若不止，必便脓血发热则利当自止，而不止者，本表液干燥甚，故阳气不能尽出表，犹取路于肠而利。其便脓血者，以利不止，里液亡，热独存，血液腐坏故也，便脓血者，其喉不痹热气下泄，故表虽干燥，而喉不痹。

伤寒一二日至四五日而厥者，必发热前厥者，后必发热。前热者，后必厥继厥以热，继热复以厥；厥深者，热亦深深，言日数多也；厥微者，热亦微虽深，有微者，虽浅，有甚者，故浅深微甚，各举一隅示之。此观厥知热，观热知厥之诊法。厥应下之邪进而至厥者，后必应成入胃可下之症，而反发汗者邪进入胃，而反攻其表，此误也，必口伤烂赤表液干燥，极则里阳一升上，其血络遂伤。

伤寒病邪是伤寒，而“病”字通三阳三阴之辞，厥五日，热亦五日，设六日当复厥，不厥者自愈。厥终不过五日，以热五日，故知自愈。

凡厥者，阴阳气不相顺接，便为厥。厥者，手足逆冷是也后人解“厥”字义之文也，而本论所谓“厥冷”，冷自末至本也；“逆冷”，冷自本及末也。今不论本、末，误解浑谓之逆冷。

伤寒脉微而厥，至七八日邪甚阳微，虽经日久，而厥不愈，肤冷手足厥冷渐甚，及遍身者，脏腑皆冷故也，其人躁无暂安时者神无所依，将去，此为脏厥，非为蛔厥也脏厥死不治，此章欲论蛔厥，故先举似者。蛔厥者，其人当吐蛔，令病者静而复时烦，此为脏寒心肺之际阳微，故蛔得时入膈。蛔上入膈，故烦，须臾复止，得食而呕胃中有蛔，故得食而动，又烦者，蛔闻食臭出，其人当自吐蛔。蛔厥者，乌梅丸主之，又主久利方胃中有蛔，则不和而下利。

乌梅丸方乌梅、蜀椒杀虫，细辛、桂枝推阳，干姜、附子复阳，黄连除胸中热，黄柏除肠中热，当归生血，人参生津回阳。

乌梅三百个　细辛六两　干姜十两　黄连一斤　当归四两　附子六两　蜀椒四两　桂枝六两　人参六两　黄柏六两

上十味，异捣筛，合治之，以苦酒渍乌梅一宿渍以苦酒者，欲不失乌梅酸味也，去核，蒸之五升米下，饭熟捣成泥，和药令相得，内臼中，与蜜杵二千下，丸如梧桐子大，先食饮服十丸，日三服，稍加至二十丸，禁生冷滑物臭食等肠胃不和，生蛔之人，不得复食难化之物。

伤寒热少厥微，指头寒厥微，止指头，默默不欲食三焦闭塞故也，亦是似少阳之理，烦躁数日表液干燥，且邪塞三焦，小便利色白者，此热除也经日久，而阳气遂破邪出表，则小便利，于是里热除，欲得食里热除，欲得食者，邪解也。若阳气出表而尚不欲食者，邪入胃也。阳气出表之后，以食卜胃邪有无，其病为愈厥微者，邪薄也，故阳气能破邪而出。若厥而呕，胸胁烦满者，其后必便血表液干燥甚，阳气不得出，而作呕胸胁烦满等症，而犹不得出，则取路于肠而利，其里亦已干燥，故动血而下。

病者问答之言，故曰“病者”手中厥冷，言我不结胸厥则里阳当冲心下，小腹满下焦塞故，按之痛者，此冷结在膀胱关元也冷结，言痼冷结下部也。

伤寒发热四日，厥反三日，复热四日，厥少热多阳胜邪之候，其病当愈。四日至七日，热不除者，其后必便脓血津液不足，热气有余，若经九日久，则血液腐坏成脓血。

伤寒厥四日，热反三日，复厥五日，其病为进，寒多热少，阳气退，故为进也。

伤寒六七日邪入深之日数，脉微，手足厥冷邪虽进，阳微，故未能出表，烦躁津液干燥，且邪围密，灸厥阴，厥不还者死引阳，而阳不足出者，死。

伤寒发热下利发热则利当自止，而发热下利俱作者，里阳暴出尽也，厥逆阳气绝，躁不得卧者死阴阳俱竭，神不安舍。

伤寒发热，下利至甚，不止者，死。

伤寒六七日，不利厥而不利者，以阳微故也，便发热而利邪及入胃，而里阳暴出不止，其人汗出不止者死卫气不护，有阴无阳故也虽有汗，而无卫气则死。

伤寒五六日邪过三焦之日数，不结胸，腹濡脉虚邪虽塞而阳微，故腹不硬满，血虚故脉不实，复厥者，不可下，此为亡血，下之死。

发热而厥后曰难治，故先举寻常厥阴病，七日至明日则邪应实胃下利者，为难治亡血者不可下也，至邪实胃之日而阳尚不出表，则自下利者亦死。

伤寒脉促津液干燥甚者，里阳偏从经络出，故其脉促，手足厥逆者邪塞密，故阳气偏入经络，不周手足，可灸之里阳闭塞甚者，以“灸”则得周达手足。

伤寒脉滑表里津液未干燥者，虽邪塞密，而里阳强从经络出而厥者厥理同前，里有热也以脉滑，知里阳溢，白虎汤主之里阳溢者，激之以寒药，则能自破邪出。

手足厥寒略折“厥冷恶寒”四字，脉细欲绝者血液旧虚，故虽微邪，亦能阻隔表里，当归四逆汤主之。

当归四逆汤方当归生血，芍药聚津液，桂枝、细辛行阳，大枣、甘草养胃，通草通气。

当归三两　桂枝三两　芍药三两　细辛二两　大枣二十五个　甘草二两　通草二两

上七味，以水八升，煮取三升，去滓，温服一升，日三服。

若其人内有久寒者“内”，指胃中，症同前而胃中有旧来水气，故邪乘之，宜当归四逆加吴茱萸生姜汤主之吴茱萸除胃口寒，生姜鼓舞胃阳去水气，此方兼治水气，故曰“宜”，而邪仍跨三焦故曰“主”。

大汗出，热不去，内拘急，四肢疼津液徒亡，热不去，故拘急疼痛，又下利里热不去，表液干燥，故不得已，而取路于肠，厥逆而恶寒者表里俱虚，故恶寒，四逆汤主之。

大汗，若大下利，而厥冷者非因邪而厥冷者，当温之，四逆汤主之。

病人手足厥冷，脉乍紧者邪在经脉之源，故令时紧，邪结在胸中此当属厥阴，心中满而烦，饥不能食者，病在胸中此当用瓜蒂，当须吐之，宜瓜蒂散阴病用吐药，故加“须”字。

伤寒厥而心下悸者胃口有水，故阳不至，宜先治水，当服茯苓甘草汤，却治其厥先治水，后治厥；不尔，水渍入胃，必作利也。

伤寒六七日，大下后六七日，故邪亦除，寸脉沉而迟大下利而关尺皆绝，独寸脉存者，以阳气升上故也。其沉者，以阳气出表故也；其迟者，以阳气极虚故也，手足厥逆，下部脉不至若上部脉不至者，或是因邪塞。今下部脉不至者，是阳真竭也，咽喉不利，唾脓血津液干燥极者，阳气强升上故血液腐坏，泄利不止者下部阳绝，故无卫护，而泄利，为难治，麻黄升麻汤主之已曰难治，当无主方也。若强处方，则通脉四逆汤或有救之，其他诸方决非所能之症也。因按此章有“脉沉而迟”之四字，故后人误取面戴阳症之主方，而虚此症。

麻黄升麻汤方麻黄、桂枝、芍药、甘草发汗，石膏镇桂麻浮越性，升麻通上焦塞，当归、萎蕤、天门冬滋阴，知母、黄芩清郁热，白术、茯苓利水，干姜复胃阳。

麻黄二两　升麻一两一分　当归一两一分　知母、黄芩、萎蕤各十八铢　石膏、白术、干姜、芍药、天门冬、桂枝、茯苓、甘草各六铢

上十四味，以水一斗，先煮麻黄一两沸，去上沫，内诸药，煮取三升，去滓，分温三服，相去如炊三斗米顷，令尽，汗出愈“令尽”间，疑脱“服”字。

伤寒四五日邪过三焦之日数，腹中痛胃阳旧虚，水饮不行，且邪塞二焦，故里阳难出，触水而作痛，若转气下趣少腹者，此欲自利也阳气旧虚，肠胃不实，风气因入，宛转趣少腹者，后必自下利。

伤寒本自寒下即前章之症，医复吐下之，寒格寒格者，水兼邪在心下，而捍格胸腹间，令阳气不升降之病名也。故寒格则必自下利，即是本自寒下之症也更逆吐下，若食入

口即吐误吐下，故阴阳徒亡，邪则未除，干姜黄连黄芩人参汤主之。

干姜黄连黄芩人参汤方干姜温胃复阳，芩、连泻心下，人参生津复阳。

干姜三两　黄连三两　黄芩三两　人参三两

上四味，以水六升，煮取二升，去滓，分温再服。

下利邪亦去，有微热阳气未竭而渴寒去欲解之候，脉弱者其渴因热则必见数，今脉弱乃知阳气复而渴也，令自愈如此则下利亦令愈之候。

下利膈膜以内之邪，以下利除，脉数有微热，汗出令自愈膈膜以外，虽有微邪，亦因下利，里阳得活动，能自发达，汗出则解，设复紧，为未解若数且紧，则虽阳气活动，而无汗出，故未解。

下利手足厥冷，无脉者，灸之不温，若脉不还，反微喘者死虚阳得火，直从呼吸去。若虽脉未还，而无喘者，尚可灸也。若脉已还，则虽喘作，亦可求治法也。

少阴负趺阳者，为顺也“少阴”者，肾而水也，“趺阳”者，脾而土也，土胜水则下利止。

下利寸脉反浮数因下利阴亡，里阳失所依，欲出表，而仍有邪围，故升上部，尺中自涩者尺中以察胃中，而其脉涩者，以下利亡阴故也。浮数者因邪，涩者因干燥，故加“自”字，以别其义，必清脓血阳气未出表，而里液已干燥，故热郁而腐坏血液。

下利清谷，不可攻表胃中失运化，至下利清谷者，虽脉浮数，不可攻表，汗出必胀满阳气未得出表，表液复干燥，则益不得出，而胀满。

下利脉沉弦者，下重也“沉”，阳微，故为邪所压也；“弦”，津液干燥也。邪迫里急，故阳气虽取路于肠，而津液干燥，故下重；脉大者为未止沉弦带大者，正邪俱未衰也，故下利未止；脉微弱数者，为欲自止“微”，阳衰也；“弱”，邪除也；“数”，阴少阳多也，虽发热不死下利自止，而发热者，非虚阳之飞越也，故不死。

下利脉沉而迟“沉”，因下利阳出表；“迟”，因下利阳虚也。下利虽胃中虚，而邪亦除，但在表之邪未解，与表阳相持于皮肤间。然是阴病，故虽赤不甚，虽热不剧，其人面少赤，身有微热，下利清谷者，必郁冒阳与邪相迫急，则阻神，汗出而解表和，病人必微厥胃虚，故表阳不能遍四肢。所以然者，其面戴阳，下虚故也对“戴”字，曰“下”。“下”，胃中之谓也。此症麻黄升麻汤所主也，疑后人误置前。

下利脉数而渴者，令自愈，设不差，必清脓血，以有热故也虽渴作，而下利不差者，必继以脓血，是津液不足，热气有余故也。

下利后脉绝，手足厥冷，晬时脉还，手足温者生，脉不还者，死。

伤寒下利，日十余行，脉反实者死表里俱津液干燥极，则里阳欲强从经络出，故脉反见实。是津液干燥甚，而邪无由除，故死。

下利清谷，里寒外热，汗出而厥者，通脉四逆汤主之里寒者，邪入胃也，外热者，阳出表也。而是阴症，故阳气本微，卫气不护，一旦出表，则随汗消散，遂至厥冷也，故此药系之。

热利下重者邪围密，故里阳不得出而下利，于是阴亦亡，里阳犹不得出，乃作热利下重，白头翁汤主之。

白头翁汤方白头翁性似黄芩而轻，今欲用黄芩，而以阴症，故代之以白头翁，黄连激阳气，黄柏除肠中热，秦皮涉下利。

白头翁二两　黄连三两　黄檗三两　秦皮三两

上四味，以水七升，煮取二升，去滓，温服一升，不愈，更服一升。

下利里邪除，腹胀满，身体疼痛者表邪未解，故里阳欲出表，而胀满疼痛，是阴病，故虽邪微，有此症，先温其里，乃攻其表。温里四逆汤，攻表桂枝汤补虚故曰“温”，驱邪故曰“攻”。

下利欲饮水者，以有热故也，白头翁汤主之。

下利谵语者，有燥屎也，宜小承气汤以旧有燥屎，故胃气不和，不能生津液。方此时偶得厥阴病，其邪围阳急，故心血沸腾，作谵语也。盖下利者，厥阴病故也，其谵语者，旧有燥屎故也。

下利后，更烦，按之心下濡者，为虚烦也烦不因邪者，谓之“虚烦”，宜栀子豉汤。

呕家邪已除，但热气有余，生痈脓。因痈脓而作呕，是非邪令然，故曰“呕家”有痈脓者，不可治，呕脓尽自愈呕自愈。

呕因虚阳将飞越，作呕而脉弱呕者，脉当浮紧，而今弱者，其呕不因邪也，小便复利微阳出表故也，身有微热见厥者微阳不足及手足，难治，四逆汤主之下利清谷之章，用通脉四逆汤之意。

干呕吐涎沫邪侵胃口，故津液不行，留胃口而成涎沫，头痛者涎沫塞中焦，故阳气不能四布，偏冲头，吴茱萸汤主之吴茱萸温胃，除邪，开心下塞，人参生津回阳，生姜鼓舞胃阳，大枣养胃。呕而发热者能成少阳症，小柴胡汤主之厥阴病阳气复，即少阳病也，可观其邪位不异。

伤寒大吐大下之，极虚复极汗出者邪已除，正气亦大虚，以其人外气怫郁，复与之水与水激阳，而令发汗，盖是当时，发汗一法也，以发其汗，因得哕，所以然者，胃中寒冷故也已大吐下，在里之邪虽除，而其在表之邪未解，于是复与水。发汗则表里俱虚，且冷水压微阳，故哕因作焉。自“以”至“汗”十五字，解汗出之理之文也。

伤寒前章之哕，邪除而后作，此章之哕，或有因邪，故又冒首“伤寒”二字哕而腹满里气不伸，故哕而腹满，视其前后视前后之病症治法，知何部不利知不利在三焦乎、在胃口乎，因邪乎、因虚乎，而治之，利之则愈。

三阳三阴部位略图

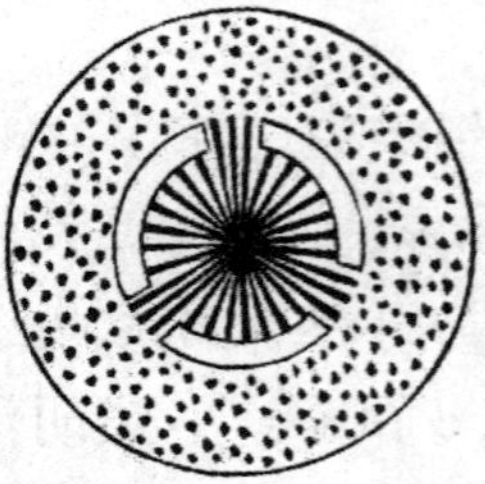

太陽傷寒邪氣表圍圖

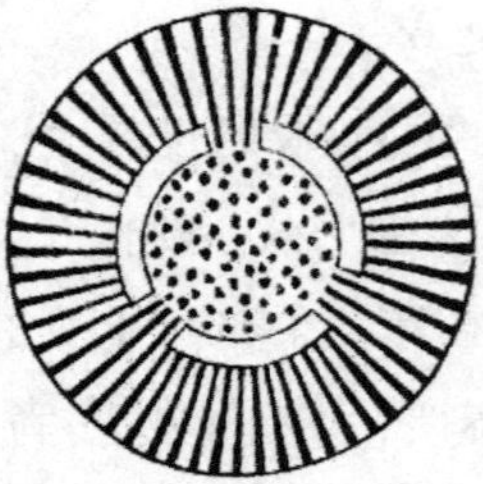

陽明中寒邪氣實胃圖

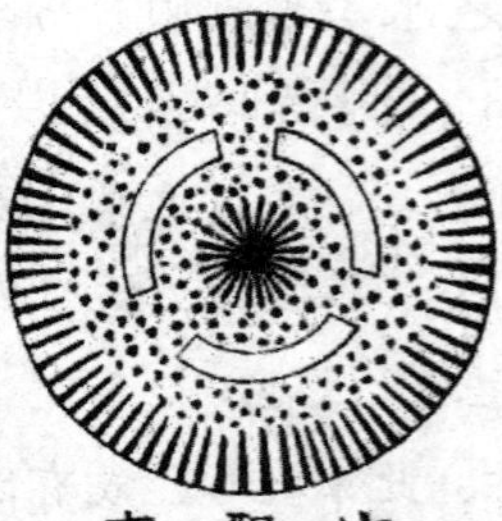

少陽傷寒邪氣跨表裏圖

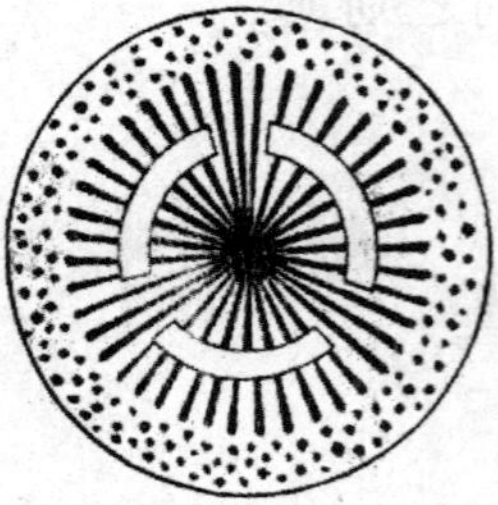

太陽中風圖

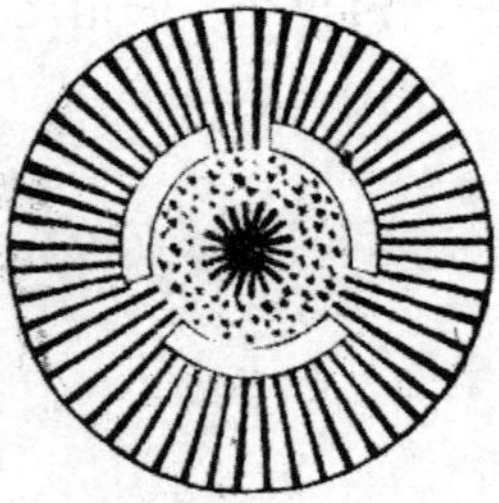

陽明中風圖

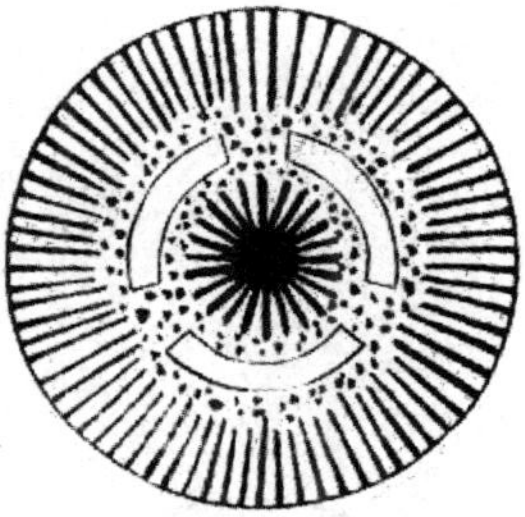

少陽中風圖

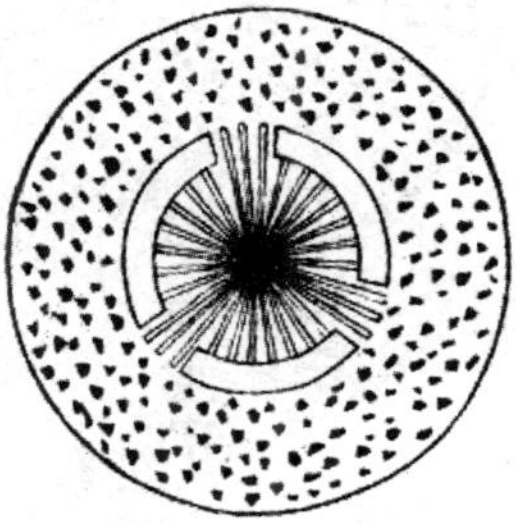

太陰傷寒邪氣表裏圖

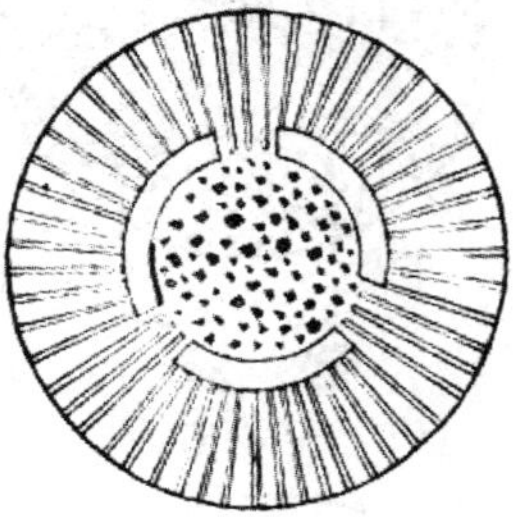

少陰中寒邪氣實胃圖

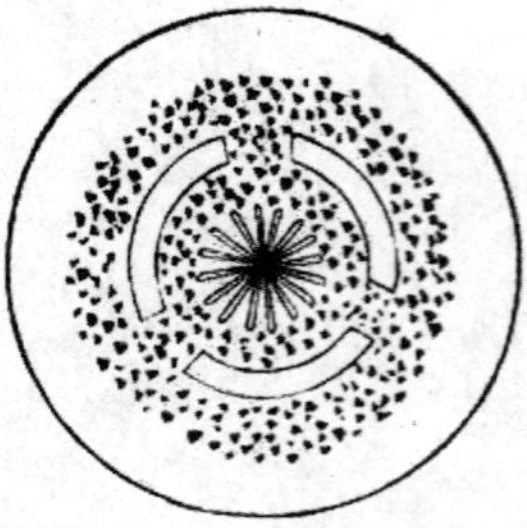

厥陰傷寒邪氣闉裏陽圖

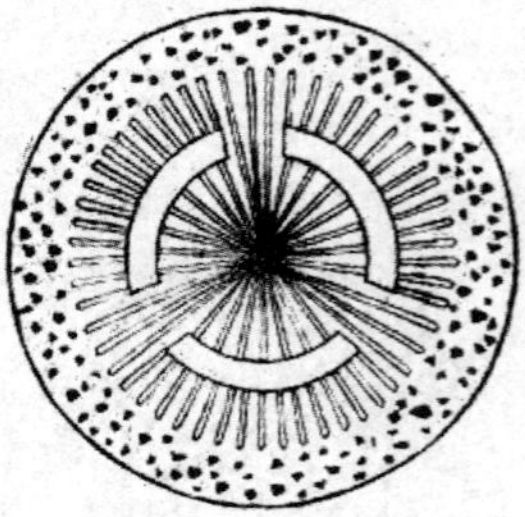

太陰中風圖

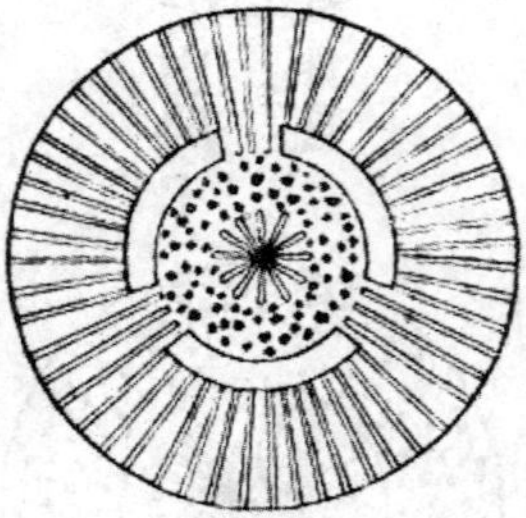

少陰中風圖

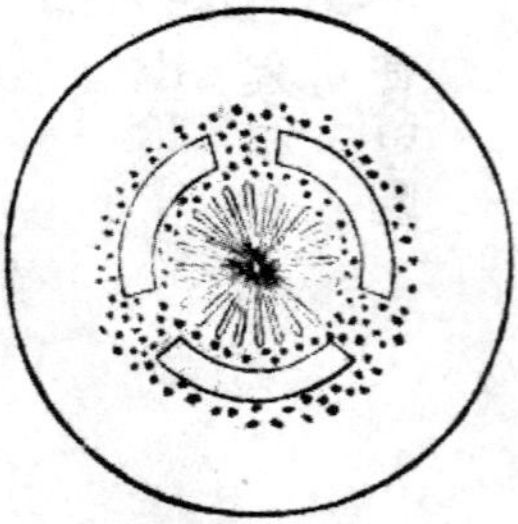

厥陰中風圖